LES ACCIDENTS

DE LA

SÉROTHÉRAPIE

ANTIMÉNINGOCOCCIQUE

PAR

Le Docteur Maurice DUBOSC

ANCIEN INTERNE DES HÔPITAUX DE PARIS

(MÉDAILLE DES ÉPIDÉMIES, DIPHTÉRIE 1906)

PARIS

G. STEINHEIL, ÉDITEUR

2, RUE CASIMIR-DELAVIGNE, 2

—

1911

LES ACCIDENTS

DE LA

SÉROTHÉRAPIE

ANTIMÉNINGOCOCCIQUE

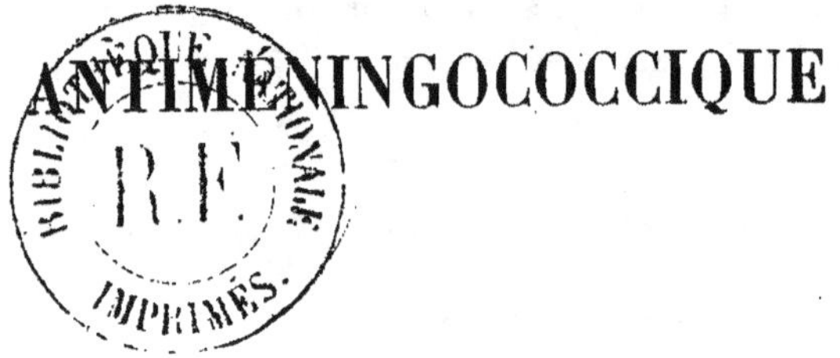

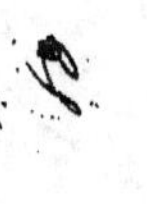

LES ACCIDENTS

DE LA

SÉROTHÉRAPIE

ANTIMÉNINGOCOCCIQUE

PAR

Le Docteur Maurice DUBOSC

ANCIEN INTERNE DES HÔPITAUX DE PARIS

(MÉDAILLE DES ÉPIDÉMIES, DIPHTÉRIE 1906)

————— ✳ —————

PARIS

G. STEINHEIL, ÉDITEUR

2, RUE CASIMIR-DELAVIGNE, 2

—

1911

A MES PARENTS

En témoignage de mon affection
et de ma profonde reconnaissance.

A MON PRÉSIDENT DE THÈSE

M. LE PROFESSEUR GAUCHER

MEMBRE DE L'ACADÉMIE DE MÉDECINE
MÉDECIN DE L'HÔPITAL SAINT-LOUIS

A M. le Docteur Léon DUFOUR (de Fécamp)

CRÉATEUR DE LA " GOUTTE DE LAIT "

A MES MAÎTRES DANS LES HÔPITAUX DE ROUEN

M. le Docteur BRUNON

DIRECTEUR DE L'ÉCOLE DE MÉDECINE DE ROUEN

M. le Docteur A. HALIPRÉ

PROFESSEUR A L'ÉCOLE DE MÉDECINE DE ROUEN
MÉDECIN DES HÔPITAUX

M. le Docteur François HÜE

PROFESSEUR A L'ÉCOLE DE MÉDECINE DE ROUEN
CHIRURGIEN DES HÔPITAUX

A MES MAITRES DANS LES HOPITAUX DE PARIS

Externat.

M. le Professeur MARFAN (Hôpital des Enfants-Malades, Diphtérie 1903-1904).

M. le Professeur DIEULAFOY (Hôtel-Dieu, 1904-1905).

M. le Docteur ANDRÉ PETIT (Hôtel-Dieu, 1905-1906).

Internat provisoire.

MM. les Docteurs APERT et DUFOUR, Médecins des Hôpitaux (Hôpital Saint-Louis, 1906-1907).

Internat.

M. le Docteur POTHERAT, Chirurgien des Hôpitaux (Hôpital Broussais, 1907-1908).

M. le Docteur JULES VOISIN, Médecin de la Salpêtrière (Salpêtrière, 1908-1909).

M. le Docteur COURTOIS-SUFFIT, Médecin des Hôpitaux (Maison Dubois, 1909-1910).

M. le Docteur BOISSARD, Accoucheur des Hôpitaux (Hôpital Saint-Louis, 1910-1911). (Premier semestre.)

M. le Professeur GAUCHER, Professeur de clinique des Maladies cutanées et syphilitiques à la Faculté de médecine de Paris (Hôpital Saint-Louis, 1910-1911). (Second semestre.)

EXPOSÉ DU SUJET. HISTORIQUE

La récente épidémie de méningite cérébro-spinale observée à Paris a mis en évidence deux ordres de faits : tout d'abord l'efficacité indiscutable de la sérothérapie antiméningococcique (12,27 p. 100 de morts avec l'emploi du sérum, 65 p. 100 sans l'emploi du sérum) ; en second lieu, la fréquence et parfois la gravité des accidents consécutifs à ce traitement.

Ce sont ces accidents que nous nous proposons d'étudier dans cette thèse.

Signalée à l'étranger par Finley et White, Flexner et Jobling, cette question a déjà fait l'objet en France de nombreux travaux en particulier, de M. Netter, de MM. Menetrier et Mallet, Hutinel et Darré. Nous même avons eu l'occasion de publier avec notre maître M. Courtois-Suffit, l'observation d'un cas de mort consécutif à l'emploi du sérum antiméningococcique.

Depuis les observations se sont multipliées. L'importante notion de l'anaphylaxie introduite récemment en Biologie (1902) par Charles Richet et Portier a permis de donner une interprétation des faits cliniques, en même temps que l'étude expérimentale en donnait à la fois la sanction pathogénique et la raison de la fréquence au cours de la méningite cérébro-spinale. (Sicard et Salin, Besredka, Achard et Flandrin.)

Enfin les essais d'antianaphylaxie poursuivis par M. Besredka permettent dès maintenant d'indiquer les notions d'un traitement prophylactique des accidents sériques.

DIVISION DU SUJET

On peut observer au cours du traitement sérothérapique de la méningite cérébro-spinale trois variétés d'accidents que nous classerons suivant leur évolution clinique en :

1° Bénins ;

2° Graves ;

3° Mortels.

Les premiers, accidents de toute sérothérapie quelle qu'elle soit (antiméningococcique, antidiphtérique, antitétanique) ne présentent rien de spécial et nous retiendront peu. Ils sont le fait de tout sérum de cheval quelle que soit l'antitoxine qu'il contient.

Les accidents graves et mortels par contre sont spéciaux au mode de traitement de la méningite cérébro-spinale. Ils paraissent être non plus le fait du sérum, mais de sa voie d'introduction dans l'organisme. Nous verrons, au cours de ce travail, les différentes interprétations pathogéniques que l'on a proposées et nous discuterons la valeur de chacune d'elles.

Nous allons d'abord exposer les faits, présenter les observations en nous basant sur la division que nous venons de donner (bénins, graves, mortels). Nous étudierons à propos de chaque observation l'interprétation pathogénique qui nous semble lui convenir.

Passant à un autre ordre d'idées, nous chercherons à différencier les accidents de la sérothérapie antiméningococcique des complications autres qui peuvent les simuler, à faire le départ, en un mot, entre les symptômes qui ressortent au traitement et ceux qui ressortent à la maladie, ce qui nous amènera à des considérations pratiques au point de vue de la conduite à tenir en présence des différentes éventualités que l'on peut rencontrer chez un méningitique en traitement.

Enfin, nous résumerons l'état actuel de la question de la thérapeutique des accidents sériques.

OBSERVATIONS

§ 1. — **Accidents bénins**.

Nous n'y insisterons pas. Il s'agit d'accidents d'ordre banal.

Ils surviennent du neuvième au dixième jour et sont caractérisés par des éruptions (urticaire, érythème marginé aberrant, érythème morbilliforme). Ils s'accompagnent de fièvre, d'albuminurie et parfois d'arthralgies. Ils sont aussi fréquents à la suite des injections sous-arachnoïdiennes qu'à la suite d'injections sous-cutanées. M. Hutinel en apprécie la fréquence au tiers des cas au cours du traitement de la méningite cérébro-spinale. Ce qui caractérise ce groupe d'accidents, c'est l'absence de gravité et le peu de durée des symptômes.

Voici à titre de simple document trois brèves observations de Finley et White :

Obs. 1 (résumée). — Finley et White, in *The Montreal Medical Journal*, septembre 1908. — Enfant de 6 ans. Cas léger. Injections les deuxième, troisième, quatrième, cinquième, sixième, huitième, onzième, douzième et quatorzième jours. Urticaire le douzième jours du traitement.

Obs. 2 (résumée). — Finley et White, in *The Montreal Medical Journal*, septembre 1908. — Enfant de 6 ans. Cas d'intensité moyenne. Injections les troisième, quatrième, septième, dixième, douzième, treizième jours. Urticaire le douzième jour.

Obs. 3 (résumée). — Finley et White, in *The Montreal Medical Journal*, septembre 1908. — Enfant de 9 ans. Cas d'intensité moyenne. Injections les premier, deuxième, cinquième, huitième, dixième, onzième et vingt-quatrième jours. Urticaire le onzième jour.

Voici, à côté, une observation de la thèse de Ménard (Paris, 1909) où se trouve relaté un accident *bénin* d'une autre nature :

Obs. 4. — Th. L. Ménard, *in* Thèse Paris, 1909. — Fr...Jules, 14 ans, pâtissier, entre à l'hôpital Saint-Joseph, dans le service du docteur Leroux, le 24 février 1909.

Il ne présente aucun antécédent pathologique. Il habitait Auteuil depuis le 23 janvier précédent. Auparavant, il habitait dans le quartier de Charonne, avec son père, pâtissier ambulant, et suivait avec lui les régiments dans leurs marches, et le plus souvent le 31ᵉ de ligne.

Examen à l'entrée (le 24 février à 1 heure de l'après-midi). — L'enfant raconte qu'il est tombé malade brusquement, le 15 février. Le matin de ce jour, il s'est éveillé avec mal à la tête et, quand il a voulu se lever, il a senti ses jambes se dérober sous lui. Toute la journée il a eu des vomissements abondants et de la diarrhée. Les jours suivants, les vomissements se sont reproduits ; ils étaient accompagnés de céphalalgie occipitale. Le malade ne peut préciser quel jour il s'est alité et, quand on le presse davantage, ses pensées se brouillent, il répond à côté.

Il est couché en chien de fusil, tournant le dos à la lumière. Son visage est rouge, vultueux, et présente une grosse vésicule d'herpès au-dessus de la lèvre supérieure du côté droit. Raideur de la nuque extrêmement marquée. Kernig très prononcé. Réflexe rotulien aboli des deux côtés. Réflexe plantaire de Babinski en flexion des deux côtés. Pas de paralysies. Raie méningitique nette. Ventre souple, un peu déprimé. Pas de troubles oculaires ; pas de troubles du côté des oreilles. Langue rouge et dépouillée sur la zone médiane, blanche sur les côtés ; dans son ensemble, sèche, rôtie. Le foie n'est ni gros ni douloureux. Rien au cœur. Rien aux poumons ; pas d'altération du rythme de la respiration. Pas de troubles sphinctériens. P. 120, T. 38°,2.

Ponction lombaire (à 3 heures de l'après-midi) ; 4 centimètres cubes de liquide franchement trouble, de couleur jaunâtre, s'écoulant en gouttes espacées. T. soir, 40°.

25 *février*. — Le malade délire. L'herpès s'est étendu considérablement. Il atteint maintenant la commissure labiale du côté droit, empiète sur le revêtement cutanéo-muqueux de la lèvre et dépasse en outre la ligne médiane. De plus on constate un placard d'herpès isolé, en plein milieu de la joue droite. Raideur de la nuque toujours très prononcée ainsi que Kernig. Persistance de l'abolition des réflexes rotuliens. Hyperesthésie des téguments. Selles de consistance normale (par lavement), ni sucre, ni albumine dans les urines. P. 108. T. mat., 38°,6 ; soir, 36°,9. Bains à 38°.

26. — A la visite du matin, même délire tranquille. Pupilles très dilatées. P. 96. T. mat., 38°,9.

A 3 heures de l'après-midi, même état. On constate une poussée d'herpès à la commissure labiale gauche. Les pupilles ont des dimensions normales. T. soir, 39°,5.

27. — Se plaint encore beaucoup de la tête, et demande sans cesse à boire. Tête en inclinaison fixe sur l'épaule gauche et impossible à mobiliser sans arracher des cris au malade. On trouve nettement les réflexes rotuliens, des deux côtés. P. 84. T. mat., 37°,3 ; soir, 39°.

1er *mars*. — Il a moins de délire, et demande à manger. Les réflexes rotuliens sont de nouveau abolis. P. 100. T. mat., 39°,6 ; soir, 37°,6.

Ponction lombaire (2ᵉ). — A 3 heures du soir : 18 centimètres cubes de liquide simplement louche, opalescent, s'écoulant en gouttes pressées.

2 *mars*. — La nuit a été plus calme. La lucidité est complètement revenue. L'enfant se plaint encore un peu de la tête. P. 92. T. mat., 39° ; soir, 39°.

3. — Même état. P. 104. T. mat., 38°,2 ; soir, 38°,4.

4. — Les réflexes sont toujours abolis. P. 96. T. mat., 37° ; soir, 39°.

5. — Poussée d'herpès sur le pavillon de l'oreille gauche. Raideur de la nuque beaucoup moins marquée. Kernig faible. On trouve nettement les réflexes rotuliens des deux côtés. P. 96. T. mat., 37°,2 ; soir, 38°,4.

7. — L'enfant s'est plaint toute la nuit de la tête et de la région lombaire. Ce matin les douleurs ont cessé. P. 96. T. mat. et soir, 37°,8.

8. — Céphalalgie frontale. Pouls 120. T. mat. 39°,2. Il mange cependant avec appétit.

Ponction lombaire (3ᵉ). — A 11 heures du matin : 20 centimètres cubes de liquide trouble, s'écoulant en jet. T. soir, 38°,2.

9. — P. 120. T. mat., 38°,2 ; soir, 39°,8.

10. — L'enfant a dormi toute la nuit sans interruption. La température du matin est tombée à 36°, le pouls est à 84.

Vers 10 heures du matin, le malade est pris brusquement d'un mal de tête intense, qui lui arrache des cris déchirants. Il souffre ainsi pendant plusieurs heures, puis les douleurs s'atténuent progressivement, et finissent par disparaître complètement dans la soirée. T. soir, 39°.

11. — Aucune douleur de tête. P. 100. T. mat., 37° ; soir, 38°,3.

12. — P. 112. T. mat., 38° ; soir, 36°,6.

13. — Toute la nuit, l'enfant a crié en se plaignant de la tête. Le pouls est à 124 et la température (matin) à 39°,2.

Ponction lombaire (4ᵉ). — A 10 heures du matin : 17 centimètres cubes de liquide opalescent, s'écoulant en gouttes très rapprochées. T. soir., 36°.

14 *mars*. — Nuit calme. Mais, depuis son réveil, il se plaint de douleurs de tête intenses. P. 108. T. mat., 37° ; soir, 39°.

15. — Aucune douleur de tête. P. 100. T. mat., 36° ; soir, 36°,4. Diurèse abondante.

16. — P. 84. T. mat., 36° ; soir, 36°,2. Trois litres et demi d'urine.

17. — Reprises de douleurs de tête très intenses, qui lui arrachent des gémissements incessants. La diurèse est toujours aussi abondante. P. 96. T. mat., 36°,2 ; soir, 38°,7.

18. — Ne souffre plus de la tête et s'alimente avec appétit. On trouve encore le Kernig. Le foie déborde d'un travers de doigt le rebord costal, et est un peu douloureux. La région splénique est également douloureuse et la rate est appréciable à la percussion. P. 100. T. mat., 36°,7 ; soir, 37°,1.

19. — P. 84. T. mat., 35°,5. Dans l'après-midi, le malade vomit, à plusieurs reprises. T. soir, 37°,7.

20. — P. 108. T. mat., 36°,8 ; soir, 36°,4.

21. — P. 92. T. mat., 36° ; soir, 37°.

22. — Les maux de tête ont repris dans la nuit et persistent encore au moment de la visite. Abondantes sécrétions nasales et buccales. Pupilles dilatées, mais égales. Petits mouvements convulsifs des globes oculaires. P. 116. T. mat., 39°. Toute la matinée vomissements.

Ponction lombaire (5e), à 11 heures et demie du matin : 30 centimètres cubes de liquide louche, s'écoulant en gouttes très rapprochées. T. soir, 38°,4.

23. — Ne souffre plus de la tête. Pas de nouveaux vomissements. P. 100. T. mat., 37° ; soir, 37°,8.

24-29. — Même état que le 23 mars avec une température oscillant entre 36°,5 et 37°, et un pouls inférieur à 100.

30. — A la visite du matin, l'amélioration constatée les jours précédents se maintient la même. Le malade, très éveillé, ne présente plus aucun symptôme méningé. Il s'asseoit seul dans son lit, et mange avec appétit. T. m., 36°,4.

Dans la soirée, par contre, il est pris de douleurs lombaires intenses, qui se prolongent toute la nuit. T. soir, 36°,5.

31 *mars*. — A la visite du matin on le trouve dans un état de prostration extrême. Depuis son réveil, il souffre de la tête à un degré intense. Hyperesthésie des téguments. Kernig très accentué. P. 120. T. mat., 36°,8.

Il reste dans le même état toute la journée, refusant absolument de s'alimenter. T. soir, 38°.

1ᵉʳ *avril*. — Il présente encore un certain degré de prostration. La nuit, cependant, a été calme, et les douleurs de la tête sont moins fortes. P. 108. T. mat., 37°.

Ponction lombaire (6ᵉ) à 10 heures et demie du matin : 35 centimètres cubes de liquide opalescent, s'écoulant en gouttes très rapprochées.

Ayant, à cette date, du sérum antiméningococcique, nous pratiquons, à la suite de la ponction, *une injection intra-rachidienne de 20 centimètres cubes de sérum* (Kolle).

Les douleurs de tête continuent pendant le reste de la journée, et l'enfant refuse encore de s'alimenter. T. soir, 38°,8.

2. — La nuit a été très calme. L'enfant est beaucoup plus éveillé ce matin que les jours précédents. Il ne souffre plus de la tête. Mais il persiste encore une raideur considérable de tout le rachis. P. 108. T. mat., 37°,6 ; soir, 37°,8.

3. — L'amélioration persiste. Le malade demande à manger. Il peut s'asseoir seul sur son lit, mais en ramenant préalablement les jambes sous le siège. T. mat., 36°,4 ; soir, 37°.

4. — A la visite du matin, il semble dans le même état que la veille. T., 36°,4.

Vers 11 heures moins le quart, il est pris brusquement d'une rachialgie lombaire, qui lui arrache des cris déchirants, ameutant tout le pavillon. Nous le voyons immédiatement. Il a le visage congestionné et ruisselant de larmes. Le pouls est à 100. On ne constate aucun symptôme. Une injection de morphine n'amène aucun soulagement. La crise continuant toujours aussi douloureuse, on fait une *ponction lombaire* (7ᵉ), à 11 heures un quart. Le liquide céphalo-rachidien s'écoule d'abord en un jet de plusieurs centimètres d'amplitude, puis moins ample, et enfin en grosses gouttes très rapprochées. Dès l'évacuation des premiers centimètres cubes de liquide, l'enfant s'arrête de pousser ses cris incessants, et se plaint seulement par intermittence, toujours au niveau de la région lombaire. Un peu plus tard, il accuse des douleurs assez vives dans les jambes. On retire 45 centimètres cubes de liquide légèrement louche. *Injection intra-rachidienne* (2ᵉ) *de 20 centimètres cubes de sérum antiméningococcique* (Kolle). Nous revoyons l'enfant dix minutes plus tard. Il est très calme, se sent beaucoup mieux, bien qu'il souffre un peu de la région lombaire. Le pouls est à 120.

T. soir, 37°.

5 *avril.* — Le malade ne souffre plus du tout, et mange avec appétit. Mais il existe encore un Kernig manifeste. P. 88. T. mat., 36°,8 ; soir, 37°,2.

6. — P. 80. T. mat., 36° ; 36°,9. Dans l'après-midi, reprise de rachialgie lombaire, qui cède rapidement.

7. — T. mat., 36°,4. P. 96. Dans le courant de la matinée, reprise de rachialgie lombaire assez intense. *Ponction lombaire* immédiate (8ᵉ) qui donne issue à 45 centimètres cubes de liquide louche, s'écoulant en grosses gouttes rapprochées. Le manque momentané de sérum antiméningococcique empêche de faire suivre la ponction d'une injection intra-rachidienne. Cependant, dès après la ponction, l'enfant cesse de se plaindre des reins et passe une journée et une nuit très calmes. T. soir, 37°,2.

8. — P. 96. T. mat., 36°,4. L'enfant ne souffre de nulle part et ne présente aucun symptôme méningé. Cependant, pour prévenir de nouvelles crises de rachialgie, on décide de faire une sérothérapie intensive.

Ponction lombaire (9ᵉ), à 9 heures et demie du matin ; 41 centimètres cubes de liquide *absolument clair et incolore*, tenant en suspension quelques filaments, et s'écoulant en gouttes assez rapprochées.

Injection intra-rachidienne (3ᵉ) : 20 centimètres cubes de sérum antiméningococcique (Kolle). L'injection est poussée très lentement. A peine cependant a-t-on introduit ainsi quelques centimètres cubes de sérum, que le malade commence à se plaindre de secousses électriques dans les jambes. Ces douleurs cessent d'ailleurs dès la fin de l'injection.

T. soir, 38°,6.

9 *avril.* — T. mat., 37°,6. P. 96.

Ponction lombaire (10°), à 2 heures du soir : 45 centimètres cubes de liquide qui s'écoule d'abord en jet, puis en grosses gouttes très rapprochées. Ce liquide est presque clair, à peine louche, mais il présente une *coloration jaune ;* absolument comparable à celle du sérum antiméningococcique.]

Injection intra-rachidienne (4°) : 20 centimètres cubes de sérum (Kolle). L'enfant accuse encore des secousses électriques dans les membres inférieurs. Dès l'injection terminée, ces douleurs s'atténuent, mais reparaissent encore par intermittences pendant quelques instants.

Une heure après ces opérations, l'enfant se met à pousser tout à coup des cris perçants, en se plaignant de douleurs atroces dans les membres inférieurs, douleurs qui s'atténuent considérablement en faisant asseoir le malade dans un fauteuil, les jambes pendantes, et qui finissent par disparaître totalement au bout d'une demi-heure. T. soir, 37°.

10. — La nuit a été assez calme, entrecoupée cependant d'élancements dans les jambes. Le Kernig persiste toujours nettement. T. mat., 37° ; soir, 37°,2.

11. — L'enfant paraît bien et ne souffre de nulle part. Pas de température, mais, en le découvrant, on *constate une éruption urticarienne généralisée,* avec prédominance à la face antérieure du tronc et des cuisses et à la face dorsale des poignets. L'enfant raconte qu'il a été pris dans la soirée de la veille de démangeaisons assez vives. Il n'accuse aucune douleur dans les articulations.

12. — L'éruption est en décroissance. Pas de température. Dans la soirée, le malade se plaint, mais pendant quelques instants seulement, d'une légère rachialgie lombaire.

14 avril. — *Ponction lombaire* (11ᵉ) : 3o centimètres cubes d'un liquide à peine louche, presque clair, mais qui présente encore une *coloration jaune,* un peu plus pâle cependant que celui du 9 avril. On ne pratique pas d'injection de sérum.

15-20. — Même état satisfaisant. Pas de température. Pas de reprises de douleurs.

21. — Le malade se lève et peut faire quelques pas sans difficulté, mais sa démarche est raide.

28. — L'enfant se lève depuis huit jours. Il conserve encore une certaine raideur du rachis, que la marche met en évidence. Il persiste encore un très léger Kernig.

Ponction lombaire (12ᵉ), 22 centimètres cubes de liquide absolument clair et incolore, s'écoulant d'abord en jet, puis goutte à goutte.

L'enfant quitte l'hôpital le 16 *mai* 1909. A cette date, la guérison se maintient complète. La raideur rachidienne a disparu insensiblement.

A la date du 25 mai, la guérison se maintenait entière.

Examens du liquide céphalo-rachidien.

Première ponction (24 *février*). — 4 centimètres cubes de liquide franchement trouble. Polynucléose. Méningocoques. Cultures non pures sur géloses.

Deuxième ponction (1ᵉʳ *mars*). — 18 centimètres cubes de liquide louche. Assez nombreux globules rouges peu altérés. Quelques lymphocytes. Méningocoques. Cultures négatives.

Troisième ponction (8 *mars*). — 20 centimètres cubes de liquide trouble. Polynucléaires. Quelques lymphocytes et quelques cellules conjonctives. Pas de microbes.

Quatrième ponction (13 *mars*). — 17 centimètres cubes de liquide opalescent. Polynucléaires.

Cinquième ponction (22 *mars*). — 3o centimètres cubes de liquide louche. Polynucléose. Quelques lymphocytes. Pas de microbes.

Sixième ponction (1er *avril*). — 35 centimètres cubes de liquide opalescent. Ni cellules, ni microbes.

Septième ponction, après sérum (4 *avril*). — 45 centimètres cubes de liquide légèrement louche. Polynucléose abondante. Quelques lymphocytes. Pas de microbes. *Mais la culture sur gélose donne des colonies de méningocoques.*

Dixième ponction (9 *avril*). — 45 centimètres cubes de liquide presque clair, de *couleur jaune,* analogue à celle du sérum. Assez nombreux lymphocytes. Pas d'autres cellules. Pas de microbes. Les cultures sur gélose sont restées stériles.

Onzième ponction (14 *avril*). — 3o centimètres cubes de liquide un peu moins jaune. Globules rouges. Lymphocytes assez rares. Pas de polynucléaires. Pas de microbes. Les cultures sur gélose sont restées stériles.

Douzième ponction (28 *avril*). — 22 centimètres cubes de liquide absolument clair et incolore. Ni cellules ni microbes. Les cultures sur gélose ascite sont restées négatives.

Cette observation est intéressante parce que nous y voyons évoluer les symptômes d'abord sans l'intervention du sérum et ensuite avec l'application de la sérothérapie antiméningococcique et une première chose attire l'attention et demeure indiscutable, c'est l'action bienfaisante des injections intra-rachidiennes.

Mais nous avons remarqué que la sérothérapie avait donné lieu à trois ordres d'accidents :

1° Une éruption urticarienne apparue onze jours après la première injection.

2° Trois jours après la première injection, brusquement la rachialgie reparut très intense, l'enfant poussant des cris perçants, le visage congestionné et ruisselant de sueurs.

Faut-il y voir une conséquence du sérum? Méningite sérique aseptique ou anaphylaxie? Assurément non, à notre avis.

L'anaphylaxie, étant donnée la précocité de l'apparition des accidents (3 jours) ne pourrait s'expliquer que si l'enfant avait été sensibilisé par des injections antérieures de sérum de cheval. Or, son histoire antérieure est muette à ce sujet.

Nous croyons qu'il s'agit simplement d'une crise de rachialgie douloureuse comme on en observe fréquemment chez les méningitiques et que le sérum ne doit, en aucune façon, être incriminé.

D'ailleurs une ponction lombaire en diminuant l'hypertension (45 centimètres cubes de liquide) atténue vite la douleur et une nouvelle injection de sérum ne fait nullement reparaître les symptômes.

3° Mais voici d'autres accidents qui, ceux-là, sont indiscutablement dus à l'injection :

Le 8 avril, on injecte 20 centimètres cubes de sérum antiméningococcique de Kolle. A peine a-t-on introduit quelques centimètres cubes que le malade commence à se plaindre de secousses électriques dans les jambes.

L'aiguille retirée, tout se calme.

Le 9 avril, les mêmes phénomènes se reproduisent et cessent avec la ponction.

Une heure après, des douleurs atroces surviennent dans les membres inférieurs, arrachant des cris perçants au malade.

A quoi attribuer les symptômes? A l'anaphylaxie? Évidemment non. L'anaphylaxie peut se manifester aussi brusquement, mais les accidents ne s'arrêtent pas à peine l'aiguille enlevée, c'est souvent même, comme nous le verrons, le moment de leur apparition.

A la méningite sérique ? Cette fois les accidents surviennent d'une façon trop précoce et il n'y a pas d'élévation consécutive de la température. Les accidents sont nettement conditionnés par l'introduction du liquide dans la cavité arachnoïdienne et dès que l'on cesse d'appuyer sur le piston de la seringue tout s'arrête immédiatement. C'est donc uniquement à la distension mécanique de la cavité méningée par le liquide, que l'on doit rapporter les phénomènes douloureux.

Peut être aussi l'aiguille avait-elle atteint une des racines nerveuses de la queue de cheval ?

On est en droit de le supposer en présence de ces secousses électriques dans les membres inférieurs et en présence de ces douleurs atroces survenant une heure après l'opération et se calmant par le relâchement de la racine nerveuse, c'est-à-dire par la position assise, les jambes pendantes.

Voilà donc encore des accidents de la sérothérapie antiméningococcique qu'il nous a paru intéressant de signaler. Accidents bénins, s'il en est dus non pas au sérum lui-même, mais à sa voie d'introduction. Accidents de *ponction lombaire* et non pas accidents sériques à proprement parler.

§ 2. — **Accidents graves.**

Toujours fort inquiétants pour le médecin, ces accidents ont cependant un pronostic qui diffère totalement suivant qu'ils sont conditionnés par une réaction méningée aseptique ou par l'état anaphylactique du sujet. Relativement bénin dans le premier cas, le pronostic est toujours très sérieux dans le second, puisque la mort peut en être la conséquence comme nous le verrons plus loin.

1° **Accidents graves dus à une réaction méningée aseptique.**

Mais tout d'abord cette réaction méningée aseptique consécutive aux injections intra-rachidiennes de sérum existe-t-elle ? et est-elle capable d'engendrer des accidents méningés graves ? — Pour répondre à ces deux questions, nous ne pouvons mieux faire que de relater les résultats expérimentaux de MM. Sicard et Salin. Nous présenterons ensuite les observations qui nous paraissent réaliser cliniquement le type décrit par ces auteurs.

« MM. Sicard et Salin ont été amenés incidemment à étudier la méningite aseptique (1). Leur but était de

(1) L'existence de réactions méningées aseptiques à la suite d'injections sous-arachnoïdiennes était connue avant les travaux de MM. Sicard et Salin. En 1907, Pautrier et Simon avaient publié (*Société médicale des hôpitaux*) l'observation d'un malade chez

provoquer un trouble de perméabilité méningée chez certains nerveux (maniaques, épileptiques, tabétiques). Ces malades s'améliorent parfois à la suite de pyrexies passagères ou de réactions opportunes qui provoquent et surexcitent les défenses naturelles.

« Ils furent très étonnés des vives réactions suscitées par l'injection d'eau chlorurée simple à 8 p. 1.000 et tentèrent l'action du sérum antiméningococcique que l'on disait à cette époque tout à fait inoffensif. Or, même au taux de 10 à 15 centimètres cubes, les injections sériques rachidiennes étaient très mal supportées. Invariablement, elles étaient suivies d'une double réaction générale et locale.

« *Les symptômes généraux* s'accusaient par une élévation thermique de 1 à 2°, de la céphalée, parfois des nausées, une ébauche de signe de Kernig, quelques douleurs dans les membres inférieurs. Tous ces phénomènes apparaissaient deux ou trois heures après l'injection, présentant leur maximum d'acuité vers la cinquième ou la sixième heure, puis s'atténuaient progressivement pour disparaître vers le second jour, ne s'effaçant cependant que beaucoup plus tardivement dans certains cas.

« *Localement,* la ponction lombaire permettait déjà trois à quatre heures après l'injection de constater une abondante polynucléose avec liquide souvent louche ou opalescent, puriforme, suivant l'expression de

lequel l'injection intra-rachidienne d'une solution de stovaïne suffit à déterminer un syndrome méningitique passager, mais intense, avec réaction polynucléaire très abondante.

M. Widal, polynucléose qui progressivement cédait la place à la lymphocytose. Celle-ci pouvait persister plus de deux mois... L'existence d'une méningite sérique, plus ou moins apparente suivant la dose injectée, ne faisait plus de doute... Au début de la méningite aiguë la réaction irritative sérique est masquée et s'estompe au milieu des autres symptômes méningitiques plus bruyants de la maladie elle-même. C'est la raison qui a pu permettre la méconnaissance de cette méningite sérique au cours de la sérothérapie de la méningite cérébro-spinale. Plus tard, quand l'évolution a perdu de son acuité, alors les signes irritatifs s'extériorisent souvent de nouveau à chaque injection de sérum. »

Voici les observations qui nous paraissent cadrer avec cette description :

Obs. 5 — P. Menetrier et R. Mallet, in *Bull. et Mém. de la Société Méd. des hôpit.* Paris, 1909, p. 1008. — Le 11 mars 1909 est amené à la crèche de l'hôpital Tenon, D..., Jules, âgé de 11 mois. Les parents sont bien portants, et un frère aîné âgé de 3 ans n'a jamais été malade. L'enfant, né à terme, nourri au sein, aurait eu, à 9 mois, la varicelle qui n'a laissé aucune trace. Le début des accidents actuels remonte seulement à deux jours, début brusque par des vomissements suivis de convulsions. Le lendemain, on constate que l'enfant a de la fièvre ; il est somnolent, refuse le sein ; les symptômes de la veille persistent. Le surlendemain on le conduit à l'hôpital.

On trouve un enfant très abattu, qui présente de la raideur de la nuque, le signe de Kernig, un peu de raideur des membres ; l'abdomen est souple, non rétracté ; la raie méningitique n'est pas nette. On ne constate pas d'inégalité pupillaire ; la fontanelle antérieure est très tendue. L'enfant vomit, est constipé ; à

intervalles éloignés surviennent des crises convulsives légères.
On ne constate aucun signe pulmonaire. L'examen des oreilles
par le docteur Bellin est négatif. La température atteint 39°,3.
On fait une ponction lombaire et un liquide franchement louche
s'écoule en jet.

Le lendemain 13 *mars*, l'état est le même. On retire de nouveau 10 centimètres cubes de liquide céphalo-rachidien et on
fait une première injection de 10 centimètres cubes de sérum
de Dopter.

Le 14, les signes de contracture persistent, mais l'état général du malade semble meilleur : il est moins abattu, prend
bien le sein, ne vomit plus, a des selles jaunes abondantes ;
la température est descendue à 38°. Pas de ponction lombaire.

Le 15, l'enfant est agité ; il n'a pas dormi la nuit, les convulsions sont plus fréquentes ; la température reste à 38°,2.
Nouvelle ponction lombaire suivie d'une nouvelle injection de
8 centimètres cubes de sérum de Dopter.

Le 16, amélioration notable : l'enfant a passé une bonne nuit;
les convulsions s'espacent ; il tette bien, ne vomit pas. La fontanelle est moins tendue ; la contracture de la nuque, le signe de
Kernig persistent. Le soir, la température ne dépasse pas la
normale. Pas de ponction lombaire.

Le 17, l'amélioration continue, il n'y a pas de fièvre ; pas de
ponction.

Le 18, après une nuit agitée, la température est remontée à
38°,8 ; les convulsions ont réapparu ; constipation malgré lavement ; pas de vomissements. On fait alors une ponction lombaire
et on injecte 8 centimètres cubes de sérum.

Le 19, la fièvre encore très intense le matin, baisse progressivement dans la soirée, après l'injection, sans que la température redescende à la normale. Aussi, et pour éviter les aggra-
vations qui par deux fois avaient suivi la cessation des injections, continuons-nous de pratiquer chaque jour une injection
intra-rachidienne de 8 centimètres cubes de sérum après éva-

cuation d'une égale quantité de liquide céphalo-rachidien. Nous donnerons d'ailleurs ci-après les résultats de l'examen du liquide de chacune de ces ponctions.

Les 20 et 21 *mars*, on note encore une exacerbation thermique vespérale, suivie après l'injection de sérum d'une descente progressive.

Le 22, la température touche la normale, et l'état général devient meilleur.

Cependant la fièvre reparaît encore le 22. Puis le 24 mars, l'ascension thermique atteint 39°,5.

Il en est de même le 25 et le 26. Nous constatons le maximum de 40°,3, chiffre qui n'avait pas été atteint depuis le début ni pendant la phase la plus grave de la maladie.

Pourtant, l'état général est devenu meilleur, et les symptômes méningitiques ont en partie disparu ; l'enfant tette bien, ne vomit pas, a des selles régulières ; le signe de Kernig est beaucoup moins marqué ; et s'il y a encore un peu de raideur de la nuque et des membres, les convulsions ont cessé depuis le 21.

Et nous remarquons que ces ascensions thermiques se font beaucoup plus tard que les jours précédents, et *qu'elles semblent suivre l'injection de sérum* commençant environ trois heures après, et atteignent leur maximum six heures environ plus tard. La mère nous apprend en outre qu'en même temps se produisent des phénomènes d'excitation temporaire qui débutent peu de temps après l'injection. Celle-ci était faite à peu près régulièrement vers 3 heures de l'après-midi. A 4 heures, l'enfant commence à s'agiter ; dans les bras de sa mère il se cambre, renverse la tête en arrière, lance sans cesse ses jambes ; il veut prendre le sein, mais il mord le mamelon sans pouvoir téter ; dans son lit il ne peut dormir, il s'agite en geignant continuellement, et cet état dure jusqu'au milieu de la nuit ; puis, fatigué, abattu, l'enfant finit par s'endormir. Le lendemain matin, on le retrouve calme, prenant bien le sein, ne présentant aucune trace de contracture.

Cet ensemble d'accidents qui diffèrent notablement des phénomènes proprement méningitiques précédemment observés, nous faisant penser à une action toxique du sérum, nous en suspendons l'administration le 27. Cependant, la température remonte encore dans la nuit jusqu'à 39°, mais l'agitation a été beaucoup moindre.

Néanmoins, et pour plus de certitude, cette ascension thermique, non provoquée par le sérum, laissant un doute dans notre esprit, il est fait encore, le 28, une nouvelle injection intra-rachidienne. Cette fois, la température remonte jusqu'à 40°, et les phénomènes d'agitation se montrent aussi intenses que précédemment.

C'était la preuve de l'action perturbatrice du sérum. Aussi, et à partir de ce moment, avons-nous cessé définitivement les injections. Cette ascension thermique fut la dernière ; la température n'ayant plus dépassé la normale. Et dès lors, l'état du petit malade alla s'améliorant rapidement. Outre la ponction lombaire et les injections de sérum antiméningococcique, le traitement a consisté en balnéation chaude répétée toutes les trois heures.

Le 6 *avril*, on fait une ponction lombaire purement exploratrice ; on ramène un liquide, sanguinolent par piqûre de veine. Le 14, nouvelle ponction ; liquide d'apparence normale.

Le 23, l'enfant sort de l'hôpital n'offrant plus aucun symptôme morbide.

Nous venons de le revoir le 9 mai dans un état des plus satisfaisants ; on a commencé à le sevrer et néanmoins son poids n'a fait que gagner : l'enfant qui pesait 6 kgr. 55o à son entrée dans notre service et 7 kgr. 3oo au moment de son départ, pèse aujourd'hui 7 kgr. 65o.

Examen des liquides de ponction :

Première ponction du 12 mars. — Liquide louche qui s'éclaircit par le repos, un culot [purulent se déposant au fond du tube. On trouve :

> Polynucléaires très altérés 88
> Mononucléaires 10
> Lymphocytes 2

Nombreux méningocoques intra et extra-cellulaires dont on a obtenu des cultures caractéristiques. Après un mois et demi de séjour à la température du laboratoire, ce liquide donne encore, en présence d'un sérum antiméningococcique que nous a obligeamment fourni notre collègue Vincent, un léger louche à l'étuve à 37° au bout de vingt-quatre heures.

Deuxième et troisième ponctions, 13 et 15 *mars*. — Caractères du liquide à peu près les mêmes qu'à la première ponction.

Quatrième ponction du 18 *mars*. — Même aspect du liquide.

Examen du culot : 5 p. 100 seulement de mononucléaires ; le reste formé de polynucléaires très altérés. Nombreux méningocoques. Ensemencement positif.

Ponction du 20 *mars*. — Le liquide, toujours un peu trouble, a une teinte jaunâtre qui rappelle celle du sérum injecté. Par le repos, il s'éclaircit, mais reste jaune, laissant déposer un liquide fibrino-purulent.

Ponction du 23 *mars*. — Liquide limpide, jaunâtre, identique au sérum, dans lequel se forment, au bout de quelques minutes, de menus flocons fibrino-purulents. Formule : polynucléaires toujours altérés ; 15 p. 100 de mononucléaires dont certains ont l'aspect de macrophages. Méningocoques.

Ponction du 26 *mars*. — Le liquide a le même aspect que le précédent, clair et jaune comme le sérum. Par le repos, *dépôt sanguinolent*.

Ponction du 28 *mars*. — On obtient quelques gouttes seulement d'un liquide analogue au sérum, visqueux, se coagulant en masse au fond du tube sitôt recueilli.

Ponction du 6 *avril*. — Liquide teinté de sang dans le culot duquel on ne trouve presque exclusivement, outre les globules sanguins, que de grands mononucléaires. Pas de méningocoques. Ensemencement négatif.

Ponction du 14 avril. — Liquide clair, eau de roche, d'aspect normal, très légèrement albumineux, dans le culot duquel on trouve quatre à cinq éléments par champs d'immersion, lymphocytes et quelques cellules endothéliales, sans éléments microbiens.

Remarquons de suite dans cette observation l'absence d'accidents sériques bénins (érythème ou arthralgies). Nous ne pouvons donc pas invoquer la sensibilisation du sujet pour expliquer les symptômes constatés à la suite des injections.

Notons un autre fait : les phénomènes de contracture et d'agitation se produisent nettement à la suite des injections, mais seulement environ trois heures après. Une action toxique est plus rapide, presque instantanée.

Dans ce cas, il faut donc chercher une explication dans l'évolution d'un processus plus lent, non plus toxique mais irritatif, inflammatoire. Il s'agit, à notre avis, d'une méningite sérique.

La réaction méningée suit chaque injection, elle demande environ trois heures pour donner des signes cliniques. La méningite cérébro-spinale *est en voie de guérison*, mais la méningite aseptique évolue et s'accuse chaque fois qu'une nouvelle dose irritative est introduite dans la cavité sous-arachnoïdienne. L'injection du 28 mars a la valeur d'une expérience de laboratoire. D'ailleurs dès que l'on cesse d'injecter le sérum, la température s'abaisse, les signes méningés s'atténuent et le malade guérit.

On pourra nous objecter que si les poussées ménin-

gitiques avaient été bien dues à l'action irritative du
sérum, la cytologie du liquide céphalo-rachidien aurait dû refléter par une poussée polynucléaire chaque
poussée inflammatoire. Or, en analysant les résultats
des ponctions lombaires, nous ne constatons rien
d'analogue. Nous notons seulement que le liquide
prend la teinte du sérum, qu'un dépôt sanguinolent
apparaît bientôt (ce fait est souvent noté dans les expériences de Sicard et Salin et nous le retrouverons dans
de nombreuses observations); enfin et surtout que
des flocons fibrino-purulents se montrent de plus en
plus épais à mesure que se répètent les ponctions, à
tel point que le 28 mai on n'obtient que quelques
gouttes de liquide visqueux qui se coagulent en masse
au fond du tube. C'est là qu'il faut voir, à notre avis,
le reflet de la méningite aseptique et la preuve de la
guérison de la méningite infectieuse puisque quelques jours plus tard, le 1er avril, lorsqu'on a cessé
toute injection, le liquide redevient eau de roche, ne
contenant que quelques lymphocytes, quelques cellules endothéliales et pas de méningocoques.

Cette conclusion ne paraîtra nullement exagérée si
l'on parcourt les différentes observations d'épanchements puriformes aseptiques des méninges.

Citons :

WIDAL et PHILIBERT. Épanchement *puriforme* aseptique des méninges avec polynucléaires intacts. Bénignité du pronostic. (Bulletin de l'*Académie de médecine*,
30 avril 1907, p. 554.)

WIDAL et BRISSAUD. Épanchement *puriforme* asep-

tique des méninges avec polynucléaires histologiquement intacts. Bénignité du pronostic immédiat. Guérison malgré l'intensité et la longue durée des troubles
méningés. (*Société médicale des hôpitaux*, 26 février
1909, p. 363.)

W̱ɪᴅᴀʟ. Les épanchements *puriformes* aseptiques
des méninges avec polynucléaires histologiquement
intacts. Bénignité du pronostic immédiat. (*Revue mensuelle de médecine interne et de thérapeutique*, avril
1909, n° 1.)

Voici d'ailleurs à l'appui de notre thèse deux courtes
observations relatées par Sicard :

Obs. 6. — Sɪᴄᴀʀᴅ, *Presse médicale*, 26 novembre 1910. — Un
jeune homme de 16 ans, atteint de méningite cérébro-spinale,
dûment contrôlée par l'examen bactériologique, reçoit en quatre
injections 80 centimètres cubes de sérum de Dopter. Vers le
douzième jour, les phénomènes morbides paraissent céder et la
convalescence s'affirmer, lorsque trois ou quatre jours après, la
température remonte à 38°,2 et une céphalée légère apparaît de
nouveau. Une nouvelle injection de 20 centimètres cubes de
sérum de Dopter est pratiquée (le liquide était sorti limpide).
Le lendemain la température dépassait 40°, l'état général était
grave avec délire nocturne, mais *sans arthralgies, sans érythèmes*. Une nouvelle ponction ramène un liquide *très trouble*,
dans lequel l'examen cytologiqne décèle une *grande richesse de
polynucléaires intacts*, sans méningocoques. On ne renouvelle
pas l'injection de sérum. Quarante-huit heures après, l'orage était
terminé et la convalescence reprenait son cours normal.

Remarquons l'identité du tableau clinique avec le cas
précédemment cité : phase d'amélioration avec chute de
là température à la normale à la suite des premières

injections, puis réascension thermique et reprise des symptômes méningés mais sans accidents sériques bénins. Nouvelle injection qui accentue les symptômes et pousse la température au-dessus de 40°. Dès que l'on cesse de renouveler les injections, tout se calme et ce malade guérit. Là encore, l'évolution de la méningite infectieuse en voie de guérison a été troublée par l'évolution d'une méningite aseptique, d'origine sérique.

Dans le second cas cité par M. Sicard, c'est le laboratoire (retenons ce fait) qui réforme un diagnostic clinique erroné.

Obs. 7. — SICARD, *Ibid.* — Un liquide céphalo-rachidien d'apparence limpide est envoyé au laboratoire, on n'y trouve aucune cellule ni aucun microbe. On élimine donc le diagnostic supposé de méningite cérébro-spinale.

Le lendemain, un nouveau tube de liquide céphalo-rachidien provenant du même malade est adressé au laboratoire. Cette fois le liquide est purulent et contient de nombreux polynucléaires, mais pas de méningocoques. C'est alors que l'on apprend que la première ponction avait été immédiatement suivie de l'injection de 20 centimètres cubes de sérum antiméningococcique. La purulence aseptique du liquide était uniquement due à l'injection sérique, car le malade n'avait fait qu'une poussée amygdalienne à streptocoques dont il était guéri trois jours après.

Obs. 8. — WAVELET, médecin-major de 1re classe, in *Année médicale de Caen*, no 8, p. 377, 1er août 1910. — Dans la nuit du 5 au 6 décembre 1909, le soldat M..., du 36e d'infanterie, caserne Lefebvre, est transporté de sa chambre à l'hôpital et isolé en raison de symptômes suspects. Aucun cas de méningite n'a été observé dans la garnison depuis neuf mois.

M... appartient au recrutement de Guingamp, région contaminée. Le malade accuse une courbature intense avec 40°,3 de température, des douleurs à la nuque et il a été pris de vomissements.

6 *décembre.* — Les symptômes méningitiques ne sont pas encore accusés et l'on peut penser à une grippe à forme nerveuse.

Le malade répond bien, se plaint de céphalée, pas de troubles auditifs ni oculaires, pas de photophobie. Kernig douteux. Il se tourne facilement dans son lit, pas de constipation.

Prescriptions. — Trois injections intra-musculaires de o gr. 02 de collargol, o gr. 40 de pyramidon. T. mat., 39°,6; soir, 38°,5.

La nuit est mauvaise, un peu de délire survient vers 6 heures du matin.

7. — Nous constatons une raideur de la nuque accentuée, un Kernig plus net. Les vomissements ont été plus fréquents, délire calme, pas de troubles sensoriels.

M. le docteur Léger, professeur de clinique médicale, qui veut bien examiner le malade, conclut comme nous à une méningite cérébro-spinale probable, à son début. La ponction lombaire est immédiatement pratiquée. Elle donne un liquide épais, louche, d'aspect laiteux. La densité est telle que l'écoulement ne peut pas se faire et malgré les prescriptions classiques, nous sommes obligés de pratiquer une très lente aspiration pour extraire avec peine 25 centimètres cubes de liquide céphalo-rachidien.

Injection de 20 centimètres cubes de sérum de Dopter, ayant sept mois de date, mais limpide. Du sérum frais est demandé d'urgence. L'examen du liquide pratiqué par M. le professeur Brasil donne :

Polynucléaires très abondants ;

Méningocoques en petit nombre ;

T., mat. et soir, 39°,2 ;

L'injection est très mal supportée.

Le malade se plaint de douleurs violentes dans la tête et de crampes dans les membres. Il est dans un état d'excitation marquée. Cette réaction douloureuse se reproduira pendant cinq jours jusqu'au 31 décembre.

8 *décembre*. — Légère amélioration, délire calme de temps en temps, mais le malade est en possession de toutes ses facultés. Raideur douloureuse persistante de la nuque et du dos.

Ponction. — Extraction de 3o centimètres cubes de liquide.

L'aspiration lente est encore nécessaire. Injection de 20 centimètres cubes de sérum de Dopter. Examen du liquide : liquide clair, peu de polynucléaires. Méningocoques rares.

T. mat., 39°; soir, 38°,8.

Le soir du 8 décembre, le corps du malade se couvre d'une *éruption* d'urticaire généralisée (le lendemain de l'injection).

9. — Situation stationnaire. Pas de troubles paralytiques. Délire calme. Les raideurs du dos et de la nuque sont plus accusées. La ponction en est rendue difficile. Extraction de 4o centimètres cubes de liquide. Il sort cette fois plus limpide, avec un peu de surpression. L'aspiration n'est plus employée. Malgré l'urticaire qui aurait pu faire craindre un certain degré d'anaphylaxie, une injection de sérum de 20 centimètres cubes est pratiquée.

Examen : globules rouges. Le nombre des polynucléaires s'est accru.

Les méningocoques sont extrêmement rares. T. mat., 39°,2; soir, 39°.

L'urticaire ne se reproduit pas.

10. — Légère détente, l'opisthotonos est toujours marqué, mais le malade peut mouvoir le cou. La température baisse. Ponction. Liquide plus limpide et plus clair. Injection de 20 centimètres cubes de sérum. Examen : liquide clair.

Diminution du nombre des polynucléaires et des méningocoques ; ceux-ci sont extrêmement rares.

T., mat. et soir, 38°,5.

11. — Détente marquée. Les raideurs diminuent. Ponction de 3o centimètres cubes. Injection de 10 centimètres cubes qui ne provoque plus d'excitation. Examen : polynucléaires très rares. Méningocoques douteux.

T., mat., 37°,6 ; soir, 38°,1.

12 *décembre.* — Le dos est redevenu souple. La nuque est encore raide. La flexion est impossible. T., 37° mat. et soir. Pas de ponction.

13. — La raideur est moins prononcée. T., 36°,8 le matin.

Par prudence, ponction de 20 centimètres cubes et injection de 10 centimètres cubes de sérum.

Examen : polynucléaires extrêmement rares, *pas de méningo-coques.*

Le soir, 9 *heures, rechute complète,* frisson, céphalée, raideur. Kernig. T., 39°,2.

14. — Persistance de tous les signes. T., mat., 39° ; soir, 39°,8.

La ponction ne laisse couler que goutte à goutte un liquide d'abord épais et louche, puis limpide. L'aspiration ne donne aucun résultat, on extrait péniblement 10 centimètres cubes. Injection de 20 centimètres cubes de sérum bien supportée. Examen : *nombreuses hématies.* Polynucléaires rares. Lympho-cytes plus nombreux.

La présence du méningocoque n'est pas constatée.

15. — En présence du résultat de l'analyse indiquant la lym-phocytose sans recrudescence microbienne, le malade est sou-mis à l'ancien traitement par les bains chauds à 38°. On délaisse ponction et injection. T. mat., 38°,2 ; soir, 37°,6. Les phéno-mènes de contracture persistent.

Les bains amènent le bien-être et le malade dort toute la nuit.

17. — T., 36°,8, 37°,4.

L'amélioration persiste, la détente s'accentue. Température normale.

18. — Les bains sont prolongés en durée. Le malade reste presque toute la journée dans sa baignoire et ne se trouve bien que dans l'eau. La raideur de la nuque persiste seule. Il demande à manger.

Du 19 au 30, l'amélioration continue et la convalescence paraît s'établir.

Le 30, dans le bain, crise épileptiforme, mouvements des

globes oculaires, tremblements, durée de 20 minutes. Une céphalée persistante s'établit.

Du 3o *décembre* au 8 *janvier* 1910, état stationnaire, céphalée persistante, le malade ne s'alimente plus.

Le 8 *janvier*, une rechute se dessine, *bien que la température reste à la normale*. La céphalée devient violente avec vomissements et raideur de la nuque.

Une ponction ramène du liquide limpide sans éléments figurés. Injection de 20 centimètres cubes, 32 jours après la 1ʳᵉ injection.

L'injection est très mal supportée. Le malade souffre de crampes violentes. Le Kernig reparaît avec raideur de la nuque et du dos. *T. le soir*, 38°,6.

9. — Les douleurs commencent à céder vers 8 heures du matin, mais les autres symptômes persistent. La température reste à 38°,2 matin et soir.

10. — Amélioration, les raideurs diminuent, persistance de la céphalée, des crampes et des vomissements le soir.

11. — Même état, température normale.

12 au 21. — L'amélioration s'accentue, les vomissements seuls persistent et ne cèdent que vers le début de février. La convalescence s'établit lentement. L'examen du mucus naso-pharyngien pratiqué le 20 février est négatif.

En somme, voici un malade qui reçoit sans interruption une série d'injections, rachidiennes de sérum (six injections du 7 au 13 décembre).

Le 13 décembre, *pour la première fois*, on constate la disparition des méningocoques et *ce jour-là quelques heures après* l'injection, rechute complète avec réascension thermique à 39°,2. A la ponction suivante, le liquide contient de nombreuses hématies. On ne pratique pas de nouvelles inections et tout se calme.

Le 8 janvier, une rechute « se dessine », mais cette fois, la température reste normale. Le liquide est limpide et ne contient aucun élément figuré. On réinjecte cependant ; l'injection fait réapparaître le Kernig, des crampes violentes surviennent, avec raideur de la nuque et du dos, et maintenant (après l'injection) la température monte à 38",6.

On ne réinjecte pas et tout se calme de nouveau et le malade entre en convalescence.

On ne peut donner d'exemple plus net de la nocivité des injections. Mais à quoi l'attribuer ? à l'anaphylaxie ou à la méningite sérique ?

En faveur de l'anaphylaxie, nous avons bien la sensibilisation du sujet dont témoigne l'urticaire survenue dès le second jour. Mais rien d'autre.

En faveur de la méningite sérique, nous avons : la reprise de tous les symptômes et de la fièvre le 13 décembre quelques heures après l'injection, et les résultats de la nouvelle injection du 8 janvier qui fait, *le soir*, remonter la température et réapparaître tous les signes méningés. Cette injection a la valeur d'une contre-expérience et ne laisse, à notre avis, aucun doute sur la réalité de la méningite sérique.

Obs. 9. — SICARD et SALIN, *Société médicale des hôpitaux*, séance du 28 juillet 1910. — R. C..., 40 ans, entre salle Saint-Thomas, le 27 mars 1910. Début brusque l'avant-veille de son admission par des signes méningés caractérisés par de la céphalée, des vomissements, de la raideur de la nuque, du Kernig, de la diplopie, du délire.

La température est à 39°, l'état général est grave.

Au cours de la maladie qui a guéri en six semaines, nous avons injecté 110 centimètres cubes de sérum de Dopter et fait un grand nombre de ponctions lombaires qui nous ont permis d'examiner le liquide céphalo-rachidien en série.

Voici le résultat de quelques-uns de nos examens :

Le 26 *mars*. — Première ponction lombaire. Liquide louche, puriforme, polynucléaires très déformés, diplocoques intra et extra cellulaires ne prenant pas le Gram. Les cultures sur gélose ascite, la réaction de fixation, la séro-agglutination montrent qu'il s'agit bien de méningite cérébro-spinale à méningocoques. Albumines rachidiennes très abondantes par la chaleur et l'acide nitrique. Pas de glycose rachidien.

Injection de 50 centimètres cubes de sérum.

Le 29. — Deuxième ponction lombaire, liquide céphalo-rachidien moins louche, 80 p. 100 de polynucléaires, 20 p. 100 de mononucléaires seulement, quelques rares lymphocytes.

Quelques méningocoques intra-cellulaires en petit nombre.

Dès ce jour, on peut nettement différencier deux types de polynucléaires : les uns, peu nombreux, intacts, à contour très net, non déformés, à noyaux réguliers ; les autres, les plus nombreux, déformés, non colorés à noyaux pycnotiques, beaucoup d'albumine rachidienne, des traces de glycose.

Injection de 20 centimètres cubes de sérum.

Le 30. — Pas de grandes modifications. A noter la présence d'un grand nombre de cellules endothéliales. Pas de glycose du liquide céphalo-rachidien. Pendant toute cette période, la température du malade a oscillé entre 38° et 39°. *Mais l'injection de sérum a déterminé une hyperthermie notable survenant quelques heures après l'injection, quatre à cinq heures environ, avec reprise des signes généraux méningés d'une façon intense.*

Le 2 *avril*. — Liquide plus clair, mais encore louche, 50 p. 100 de polynucléaires, 50 p. 100 de mononucléaires, lymphocytes assez nombreux, beaucoup de cellules endothéliales, des traces de glycose.

Injection de 20 centimètres cubes de sérum.

4 avril. — Même formule. Ce jour même, alors que la température n'a pas dépassé la veille 38° (prise toutes les trois heures), on pratique une *injection de* 10 *centimètres cubes de sérum* à 11 heures du matin.

Trois heures après, la température monte à 39°,3, la céphalée qui était légère devient. très intense, le malade accuse une rachialgie très pénible.

Ces phénomènes durent peu. A 4 heures, la température est déjà redescendue à 38°, à 7 heures à 37°,9.

Le 5. — Le liquide est beaucoup plus trouble que la veille, ou obtient après centrifugation un culot très abondant de polynucléaires pour la plupart intacts. Un peu moins d'albumine que précédemment. Quantité appréciable de sucre, 20 centigrammes environ.

État général meilleur.

Il s'agit donc bien là d'une réaction aseptique due au sérum et non pas d'une poussée nouvelle due au méningocoque que l'on ne retrouve du reste plus à l'examen microscopique.

Le 13. — Nouvelle injection de 20 centimètres cubes de sérum légitimée par la persistance des symptômes méningés et d'une certaine élévation thermique. Le liquide retiré est très clair ; beaucoup de lymphocytes, quelques polynucléaires, beaucoup de grandes cellules endothéliales. Pas de méningocoques. Beaucoup d'albumine. Sucre 0,25 environ.

Aussitôt après l'injection, le malade n'accuse ni élévation de température, ni douleurs.

Mais quatre heures environ après apparaissent une céphalée extrêmement intense, des douleurs très vives dans les membres inférieurs, de la rachialgie, la température s'élève et atteint 40°,2, quatorze heures après l'injection ; le lendemain, elle n'est plus que de 39°, mais la céphalée persiste, le signe de Kernig est extrêmement marqué. Progressivement, au bout de quarante-huit heures tout rentre dans l'ordre et l'amélioration s'accentue.

Le 15. — Le liquide est trouble, teinté de jaune, quantité

énorme de polynucléaires intacts, lymphocytes avec 7 à 8 p. 100 d'éosinophiles et un certain nombre d'hématies.

28 avril.—Liquide clair, assez nombreux polynucléaires déformés à noyaux pycnotiques, 60 p. 100 de lymphocytes ; beaucoup d'albumine, très peu de sucre.

Température 38° environ.

Le 3o. — Dernière injection de sérum (8 centimètres cubes) qui nous paraît nécessitée par une reprise thermique, 38°,3, et une légère rechute des symptômes méningés.

Réaction générale très intense, plus violente encore que lors de la dernière injection, malgré une température un peu moins élevée 39°,6 au lieu de 40°,2. L'état général semble grave. Le malade s'inquiète; jamais, dit-il, il n'a souffert autant et ne s'est senti aussi malade depuis le début de sa maladie. Cette réaction dure quarante-huit heures.

Le lendemain 1er *mai*, la ponction lombaire ramène un liquide très louche, franchement jaune, contenant de très nombreux polynucléaires, et une grande proportion d'éosinophiles, 20 p. 100. Ces éosinophiles (colorés par l'hématéine-éosine, éosine, bleu et Giemsa) sont tous des polynucléaires; quelques-uns (sans qu'on puisse être trop affirmatif à cause du peu d'étalement des préparations) semblent bien être des mononucléaires à granulations éosinophiles, et il semble qu'il existe des formes de transition.

Examen du sang du doigt pratiqué à plusieurs reprises ; pas d'éosinophilie.

Le 18. — Le malade est cliniquement guéri.

Le liquide est clair, lymphocytose moyenne, albumine rachidienne encore assez abondante, glycose rachidien à peu près normal, o,45 par litre.

L'analogie est absolue avec l'observation de MM. Menetrier et Mallet.

Nous remarquons là encore l'absence d'accidents sériques bénins.

Les accidents se renouvellent à chaque injection, non pas immédiatement, « à peine l'aiguille enlevée », mais trois ou quatre heures après. C'est la preuve qu'il ne s'agit pas d'une action toxique, mais d'une réaction inflammatoire qui demande un certain temps pour se constituer.

Nous nous rallions donc à l'opinion de MM. Sicard et Salin et de M. Netter pour expliquer les phénomènes post-sérothérapiques constatés dans ce cas, et nous croyons que tout peut s'expliquer par la notion de la méningite aseptique. Ce n'est pas l'avis de M. Hutinel qui, discutant cette observation (*Journal médical français*, n° 9, 1910), croit qu'il faut interpréter autrement ces faits et les rapporter à l'anaphylaxie. M. Hutinel en fait un cas de phénomène d'Arthus méningé. Voyons donc les différences qui existent entre cette observation et celle de René Tizon que nous donnons plus loin (p. 88) comme type de phénomène d'Arthus méningé.

1° Tout d'abord, le malade de MM. Sicard et Salin n'a pas reçu une série de *petites doses répétées de sérum*. La première injection fut de 5o centimètres cubes, les suivantes de 2o. Une seule (celle du 4 avril) de 1o centimètres cubes, alors que l'on avait déjà remarqué l'action nocive des injections.

Le malade de René Tizon ne reçut jamais une dose de sérum supérieure à 1o centimètres cubes. Or, nous connaissons l'action particulièrement anaphylactisante des *petites doses répétées*.

2° A la suite des premières injections, René Tizon ne

note aucun symptôme inquiétant : le sérum n'agit pas et c'est tout.

Cependant, l'injection détermine une chute brusque de température (le 12 mai).

Ce sont seulement les dernières injections qui déterminent une agitation extrême, de l'opisthotonos et l'ascension de la température à 40°.

Au contraire, dans l'observation de MM. Sicard et Salin, dès la *troisième injection*, « on observe une hyperthermie notable survenant quelques heures après l'injection avec reprise des signes généraux méningés ».

Le 4 avril, trois heures après une injection, la température monte à 39°, 3.

Le tableau clinique diffère donc d'un cas à l'autre. Nous croyons que l'on est autorisé à ranger les accidents constatés par MM. Sicard et Salin dans le groupe des phénomènes conditionnés par l'action *banale* du sérum sur les méninges, agissant « comme une substance quelconque différant par sa composition chimique du liquide céphalo-rachidien et nullement comme une albumine hétérogène, comme un poison anaphylactisant ».

Obs. 10 (résumée). — Finley et White, in *The Montreal Medical Journal*, septembre 1908 (rapportée par M. Netter). — Enfant de 26 mois. Les injections de sérum sont pratiquées les cinquième, sixième, septième, huitième, dix-neuvième, vingtième, vingt-troisième jours. L'examen du liquide céphalo-rachidien montre des méningocoques dont la fréquence va en diminuant du cinquième au huitième jour. On ne les retrouve pas le douzième, mais ils existent en quantité abondante le dix-huitième, et persistent jusqu'à la mort de l'enfant, le trente-cinquième jour. L'enfant a une éruption sérique le quinzième jour, soit dix jours après la première injection. *Les injections ont été suivies chaque fois d'élévation de la température*, d'accentuation de la raideur, d'agitation et parfois de vomissements. La crainte du retour de ces incidents a amené les auteurs à suspendre le traitement le vingt-troisième jour. Il est permis de penser que cette suspension a eu des conséquences fâcheuses pour l'enfant.

En somme, nous voyons deux ordres d'accidents dans cette observation :

1° Des accidents sériques bénins :

2° Des accidents plus sérieux *survenant après chaque injection.*

Nous croyons qu'il s'agit de réaction méningée aseptique et non d'anaphylaxie.

Mais à quoi attribuer la mort? à la méningite sérique? Nous ne le pensons pas, et ce n'est pas non plus l'opinion de M. Netter puisqu'il ajoute : « Il est permis de supposer que la suspension du traitement a eu des conséquences fâcheuses. » S'il s'était agi de méningite sérique, la suspension du traitement n'aurait pu avoir que des conséquences favorables. La même remarque élimine l'hypothèse de mort par anaphylaxie. Il faut donc admettre que cet enfant a succombé du fait de sa méningite infectieuse à méningocoques, dont le traitement avait été interrompu à tort en présence d'accidents de méningite sérique aseptique.

2° **Accidents graves dus à l'état anaphylactique du sujet.**

A côté des troubles dus à la méningite aseptique, dont nous venons de donner plusieurs exemples et qui, nous l'avons vu, sont inquiétants, mais peu redoutables, on observe à la suite des injections sériques sous-arachnoïdiennes des accidents d'une autre gravité et que l'on doit rapporter à l'anaphylaxie.

Voici tout d'abord une observation rapportée par M. Netter à la Société médicale des hôpitaux :

Obs. 11. — ARNOLD NETTER, in *Bull. et Mém. de la Société médicale des hôpitaux de Paris*, n° 19, 3 juin 1910, p. 1013. — Nous avons fait, à l'heure actuelle, plus de 250 injections intrarachidiennes de sérum antiméningococcique et nous pouvons dire que dans un nombre relativement restreint de cas, ces injections peuvent être suivies d'accidents, en général peu inquiétants, et n'ayant jamais eu de conséquences funestes.

Le malade chez lequel ces phénomènes ont été le plus accusés a été malheureusement mon propre fils. Je savais avant de l'injecter à quoi je l'exposais, car j'avais eu l'occasion, près de trois ans auparavant, d'apprécier sa susceptibilité vis-à-vis du sérum de cheval.

Il avait en effet été injecté pour la première fois en décembre 1901 à l'occasion d'une diphtérie et avait déjà présenté de l'urticaire tardive.

En juillet 1906, ma fille ayant contracté une diphtérie grave, je fis à ses deux frères des injections préventives. Une demi-heure après cette injection, mon plus jeune fils est pris d'une anxiété extrême. Nous accourons et le trouvons assis sur son séant, respirant avec effort, la face cyanosée. Une éruption généralisée d'urticaire, déterminant une tuméfaction énorme des paupières et de toute la face, m'éclaire immédiatement sur l'origine du mal. Il s'agit d'accidents sériques et vraisemblablement d'urticaire des voies aériennes. L'administration de chlorure de calcium amène une atténuation très prompte. Elle n'empêche pas l'apparition ultérieure, le cinquième jour, d'une nouvelle éruption ortiée.

Dans ces conditions je me doutais bien qu'une injection intra-rachidienne de sérum anti-méningococcique ramènerait des accidents du même ordre. Cette perspective ne pouvait toutefois me détourner d'employer une médication dont je savais l'efficacité, alors que je me trouvais en présence d'un cas très grave.

J'injectai donc 3o centimètres cubes de sérum de Flexner le 13 et renouvelai des injections de même dose les 14 et 15.

Trois quarts d'heure après la première injection, mon fils se plaint de malaise, sa face tout entière se tuméfie énormément. La dyspnée cependant est moins vive qu'en 1906. Le chlorure de calcium paraît ici encore avoir agi d'une façon favorable.

Après la troisième injection, apyrexie qui dure trois jours et demi. Mais au bout de ce temps, *reprise* de douleurs dans le dos, dans la continuité des membres, dans les articulations, fièvre, accentuation de la raideur de la nuque et du signe de Kernig. On aurait pu croire à une reprise de la méningite, recommencer les injections. Je n'en fis rien, convaincu que nous assistions au début d'accidents sériques. L'événement justifie ma prévision. Plusieurs poussées d'urticaire se succèdent pendant trois jours et la guérison s'affirme sans qu'une nouvelle intervention ait été nécessaire.

Nous avons fait figurer cette observation en tête de ce nouveau chapitre, parce qu'elle schématise l'évolution ordinaire des accidents anaphylactiques :

1° Le sujet est nettement sensibilisé par ses injections antérieures de sérum antidiphtérique ;

2° *Très peu de temps* (trois quarts d'heure) après la première injection rachidienne, du malaise apparaît accompagné de nausées. Des *troubles respiratoires surviennent* ;

3° Il y a accalmie à la suite de ces premières injections, puis les symptômes méningés reprennent au complet (fièvre, raideur de la nuque, et Kernig).

Nous allons retrouver ce tableau plus ou moins complet dans les observations qui vont suivre :

Obs. 12. — SALEBERT, médecin-major de 1ʳᵉ classe, hôpital général de Rennes, in *Bull. et Mém. Soc. méd. des Hôpitaux*, 1909, 2ᵉ sem., p. 46. — Ham..., 10ᵉ d'artillerie, 6ᵉ batterie, ordonnance, ancien soldat.

Début. — Le 2 *mai*, vers 3 heures de l'après-midi, subitement le sujet éprouve de violents frissons, de la céphalée, et présente des sueurs profuses.

Le 3, dans l'après-midi, il fait son service d'ordonnance ; céphalée, constipation.

Le 4, dans l'après-midi, il ne peut se tenir debout et cesse son service.

Le 6, il entre à l'hôpital à 11 heures du matin.

Examen. — On note de la céphalée, de la raideur de la nuque, le signe de Kernig.

Les réflexes rotuliens sont abolis ; le réflexe abdominal persiste ; le réflexe crémastérien est aboli ; le planti-digital ébauché ; le planti-fémoral très net.

La peau présente le signe de la chair de poule.

L'obnubilation est très marquée, les réponses sont confuses, lentes, embrouillées.

T. 39°,2. P. 52.

Première ponction lombaire (40 centimètres cubes). — On injecte 30 *centimètres cubes de sérum de Dopter.*

Résultats ultérieurs de l'examen pratiqué par M. le médecin-major Louis. — Polynucléaires, 99 à 100 p. 100. Les quelques très rares mycrocytes rencontrés ne peuvent guère rentrer en proportion exacte dans la formule leucocytaire (1, 2 ou 3 p. 100). Diplocoques de Weichselbaum positifs, très rares, intra-cellulaires et identifiés par la culture et l'agglutination. Les éléments cellulaires sont assez dégénérés ; protoplasma granuleux et mal coloré. Réaction de Vincent positive à 1 p. 100.

7 mai. — Mêmes symptômes ; la céphalée frontale a disparu, mais la céphalée sous-occipitale est très vive ; raideur en barre ; la tête est en hyperextension. Subdélire.

T. 38°,2. P. 58. T. 38°,8. P. 52.

Deuxième ponction lombaire : 3o *centimètres cubes de sérum de Dopter.*

Résultats ultérieurs de l'examen. — 4o centimètres cubes de liquide purulent ; teinte fortement amidonnée ; polynucléose, 100 p. 100 ; éléments réduits au noyau avec vague contour protoplasmique.

Diplocoques plus nombreux que la veille dans les cellules du pus.

Ces diplocoques sont vivants, malgré l'injection de la veille, ainsi que le démontre la culture. Agglutination à 1/200.

8. — Le malade est conscient, mais toujours en état de stupeur ; les traits sont cependant plus animés que la veille malgré l'insomnie. La tête n'est plus en hyperextension. Constipation. T. 38°,2. P. 6o. Le soir, T. 38°,5. P. 68.

Troisième ponction lombaire. Injection de 3o *centimètres cubes de sérum de Dopter.*

Résultats ultérieurs de l'examen. — 35 centimètres cubes de liquide purulent, amidonné, plus clair que la veille. Mêmes constatations, débris cellulaires méconnaissables, formés de noyaux de polynucléaires morcelés, isolés et dégénérés, réduits en fragments plus ou moins gros, dont quelques-uns pourraient, à un examen superficiel, en imposer pour des lymphocytes.

Pas de diplocoques ; liquide stérile.

9 *mai*. — Le malade a chanté durant une grande partie de la nuit. S'est endormi aux premières heures du jour.

Mêmes symptômes. Même décubitus dorsal. Même prostration. Il déclare ne pas souffrir. T. 37°,6. P. 72.

Quatrième ponction lombaire, pratiquée à 10 heures du matin. — *Injection de 3o centimètres cubes de sérum de Dopter.*

Résultats ultérieurs de l'examen. — Liquide purulent jaunâtre peu fibrineux, renferme en égale quantité des cellules endothéliales et des polynucléaires ; *ceux-ci contrastent d'une manière absolue, par suite de leur intégrité à peu près complète, avec les magmas informes observés la veille.* On trouve en outre, de-ci, de-là, un ou deux macrophages inaltérés et bien colorés. La proportion de ces éléments par rapport aux polynucléaires est infime, à peine 1 p. 100. Aucun microbe phagocyté. Le soir : T. 39°,4. P. 78.

10. — Délire la nuit ; délire de parole. Sueurs profuses.

Le sujet est conscient le matin.

Mêmes symptômes : décubitus dorsal, stupeur, raideur en barre. Constipation. T. 37°,5. P. 64.

Résultats ultérieurs de l'examen. — Liquide purulent franc. Polynucléose: 100 p. 100, sans lymphocytes ni macrophages, ni cellules endothéliales. Très rares diplocoques phagocytés. Les *éléments cellulaires sont en bon état* et presque entiers. Pas de culture sur agar-ascite.

11. — A déliré pendant la nuit, mais a mieux dormi. Diaphorèse moins abondante que la nuit précédente. Mêmes symptômes. T. 37°,8. P. 8o.

Sixième ponction lombaire. — *Injection de 20 centimètres cubes de sérum de Dopter.*

Le soir : T. 37°,7. P. 84.

Résultats ultérieurs de l'examen. — Liquide purulent franc. Mêmes constatations. Pas de microbes phagocytés. Ensemencement stérile.

12. — Même délire nocturne ; même prostration ; mêmes symptômes. T. 37°,7. P. 76.

Septième ponction lombaire. — *Injection de 15 centimètres cubes de sérum de Flexner.*

Le soir : T. 38°,3. P. 80.

Résultats ultérieurs de l'examen. — Liquide purement franc, *polynucléaires* 100 p. 100, *plus altérés que ceux de la veille,* à noyaux fragmentaires. Deux à trois diplocoques phagocytés. Pas de lymphocytes. Culture négative.

13 *mai.* — Mêmes symptômes, même état. T. 38°,1. P. 76. Le soir : T. 37°,9. P. 68.

Huitième ponction. — *Injection de 15 centimètres cubes de sérum de Flexner.*

Résultats ultérieurs de l'examen. — Polynucléaires, 94 p. 100, toujours altérés sans contour protoplasmique et à noyaux très fragmentés. Rares lymphocytes et grands mononucléaires.

Cultures. — *Le liquide ensemencé largement donne du méningocoque pur en abondance.*

14. — Délire la nuit, a très peu dormi, sub-conscient au réveil. Mêmes symptômes. S'alimente moins bien que les autres jours. T. 37°,8. P. 64. Le soir : T. 37°,3. P. 72.

Pas de ponction.

15. — N'a pas dormi. A déliré toute la nuit. Incontinence des matières. Sub-conscient. Mydriase à droite. Soubresauts tendineux, tumultueux. Tremblement de la langue. Bredouillement.

Neuvième ponction lombaire. — *Injection de sérum de Flexner ;* 30 *centimètres cubes.* T. 38°,8. P. 72.

16. — Mêmes symptômes. Bredouillement de plus en plus prononcé. On note une éruption urticarienne sur les avant-bras et aux poignets avec arthralgie. Ptosis de la paupière droite.

T. 37°,1. P. 68.

Dixième ponction lombaire. — *Injection de 30 centimètres cubes de sérum de Flexner.*

T. le soir, 31°,8. P. 72.

17. — Le malade a dormi, il est conscient mais très stupéfié. Mêmes soubresauts tendineux. Même ptosis. L'œil droit est absolument immobile, figé. Contracture de flexion au membre

supérieur droit. Hyperesthésie du côté droit du corps. T. 37°,1. P. 72.

Onzième ponction lombaire, pratiquée à 10 heures et demie du matin. — 3o *centimètres cubes de sérum de Flexner, 4o centimètres cubes de liquide ambré.*

A midi, reprise du délire. Un phénomène nouveau apparaît : on note de la *polypnée.*

Le soir : T. 38°,4. P. 120, très dépressible. A 9 heures du soir : Resp. 32. P. 95. On pratique une injection intra-musculaire de 6 centimètres cubes d'éther (2 centimètres cubes de trois en trois heures).

18 *mai.* — H... a dormi vers les premières heures du jour, est conscient mais toujours stupéfié. Ptosis égal.

Le droit interne exécute quelques mouvements de faible amplitude ; incontinence d'urine. T. 37°,8. P. 94.

Douzième ponction lombaire à 10 heures du matin. — *Injection de* 3o *centimètres cubes de sérum de Flexner.*

Le soir : T. 38°,7. P. 136. Resp. 4o. A 9 heures du soir, P. 8o. Resp. 24.

Injection intra-musculaire de 6 centimètres cubes d'éther (2 centimètres cubes de trois en trois heures).

Résultats des 9e, 10e et 11e *ponctions.* — Retour à la polynucléose pure, sans addition d'aucune autre cellule.

Les 9e et 10e ponctions ne renferment aucun germe à l'examen.

La 11e renferme de très rares microcoques analogues au méningocoque mais extra-cellulaires et non cultivables.

La 9e, ensemencée largement, donne une colonie de méningocoque sur agar-ascite.

Les 10e et 11e sont stériles.

Résultats antérieurs de la 12e *ponction.* — Formule à prédominance polynucléaire 8o p. 100, mitigée de mononucléaires de type macrophage prédominant, 12 à 15 p. 100 ; lymphocytes, 4 à 5 p. 100. Bon état de conservation des cellules. On trouve dans toute la préparation un diplocoque extra-cellulaire, analogue au méningocoque.

19 *mai.* — Même état. Soubresauts tendineux moins fréquents, moins intenses. T. 37°,1. P. 92. Le soir, T. 37°,7. P. 108.

Injections intra-musculaires de 4 centimètres cubes d'éther par 2 centimètres cubes.

Treizième ponction lombaire, à 4 heures du soir. — *Injection de 30 centimètres cubes de sérum de Flexner.*

Résultats ultérieurs de l'examen. — 35 centimètres cubes de liquide clair *ambré* ; on constate un dépôt très fin, fibrino-purulent ; celui-ci est constitué à peu près uniquement par de larges cellules endothéliales à divers stades de conservation, les unes, très bien conservées, d'autres absolument dégénérées, et des lymphocytes. Ceux-ci en très bon état. *Les polynucléaires ont absolument disparu. Aucun germe ni dans les préparations, ni dans les milieux de culture.*

20. — H... a déliré toute la nuit ; prostration profonde, inconscience, bredouillement. Strabisme externe de l'œil droit ; myosis très serré alternant avec une large mydriase. Incontinence d'urine. T. 37°,8. P. 112. Soir, 38°,4. P. 100.

Injections de 4 centimètres cubes d'éther par 2 centimètres cubes.

Quatorzième ponction lombaire. — *Injection de 30 centimètres cubes de sérum de Flexner.*

Résultats antérieurs de l'examen. — Liquide clair ambré. Faible dépôt fibrineux. Très rares éléments cellulaires dans le dépôt. *On n'y rencontre que des lymphocytes.* Les cellules endothéliales y sont infiniment rares ; *pas de microbes dans les cultures ni sur les lames.*

21. — Le malade a dormi la nuit ; la conscience est complète ; cependant l'incontinence des matières et de l'urine persiste ; mydriase à droite. T. 37°,4. P. 120. Le soir, T. 38°,5. P. 120.

L'incontinence des matières continue ; on pratique un enveloppement dans le drap mouillé très chaud (42 à 44°).

22. — Il a bien reposé, mais se trouve dans une prostration absolue, incontinence des matières. T. 37°,6. P. 116. Le soir, T. 37°,6. P. 112.

Le soir, somnolence marquée, subdélire.

Traitement : Deux enveloppements chauds.

25 *mai*. — A bien reposé, il est très prostré, mais conscient ; incontinence d'urine. T. 37°,7. Le soir : 37°,7. P. 120.

Dans la soirée, il est très somnolent et subconscient, les soubresauts tendineux ont cessé.

Rétention d'urine, cathétérisme.

Traitement : Trois enveloppements chauds.

24. — Le malade a dormi la nuit, est conscient mais toujours prostré ; la contracture de flexion a sensiblement diminué. T. 37°,4. P. 104. Le soir : T. 37°,4. P. 120.

Traitement : Enveloppements chauds.

25. — Amélioration. Kernig très atténué. T. 37°,2. P. 112. Le soir : T. 37°,1. P. 108.

Enveloppements chauds.

Le 25, une prise de sang de 20 centimètres cubes est faite aseptiquement à la veine céphalique du bras droit, 10 centimètres cubes sont ensemencés en bouillon ascite et demeurent stériles à 37°.

Dix centimètres cubes sont recueillis dans un tube stérile et mis à la glacière pour séparation du sérum qui doit être utilisé en vue de rechercher l'agglutination.

Au bout de quatre jours, la rétraction du caillot n'est pas faite. On retire de la glacière et on laisse à la température du laboratoire (+ 15° à + 20°) pendant quatre à cinq jours. La rétraction ne se fait pas davantage. Elle ne se produit que sur intervention d'un corps étranger aseptique (fil de verre) introduit dans le tube.

26. — L'amélioration continue ; la pupille est très variable ; les mouvements de la paupière et du globe sont normaux. Parésie vésicale.

T. 37°,1. P. 120. Le soir : T. 37°,3. P. 112.

Enveloppements chauds. Le malade est pesé. Perte de poids constatée = 10 kilogrammes.

27-28. — L'amélioration continue.

29 *mai*. — Le signe de Kernig et la raideur de la nuque sont à peine sensibles ; le mydriase gauche est variable ; la température est normale.

Miction normale ; la tachycardie persiste.

3o. — L'amélioration s'accentue.

Le malade se lève pour la première fois le 5 juin.

Voici ce qu'ajoute l'auteur à cette observation :

1 Le traitement a commencé le cinquième jour de la maladie ;

2° Du début à la fin, la maladie a présenté une allure accentuée de méningo-cérébrite : prostration dans le décubitus dorsal, stupeur, somnolence, sub-conscience, délire de paroles, etc., accompagnés de phénomènes intercurrents, soubresauts tendineux, troubles de la parole, paralysie des sphincters, troubles de la musculature oculaire, interne et externe ;

3° A noter la défaillance partielle du sérum, ou tout au moins son action très paresseuse, due vraisemblablement aux difficultés de communication du liquide périmédullaire avec le liquide des lacs supérieurs, circonstance possible lorsque les lésions sont surtout corticales et que le traitement commence tardivement ;

4° La substitution d'un sérum à l'autre n'a pas provoqué d'effets plus favorables :

a) Réapparition du méningocoque dès la deuxième injection de Flexner ;

b) Réapparition paradoxale coïncidant avec une modification légèrement régressive de la formule leucocytaire (huitième ponction) ;

c) Accidents sériques le onzième jour, après la troisième injection de Flexner (urticaire et arthralgie).

5° ANAPHYLAXIE. — A dater du douzième jour et de la onzième injection, chaque injection paraît aggraver l'état du malade (tachycardie, *polypnée*, exagération des symptômes cérébraux). En même temps, on observe des troubles de la musculature oculaire et de la tonicité des sphincters.

Les cinq dernières ponctions donnent issue à un liquide ambré qui a l'apparence du sérum injecté.

Les injections massives d'éther paraissent avoir eu une action bienfaisante.

L'irrétractilité du caillot, constatée accidentellement le 25, mérite d'être signalée *comme preuve lointaine d'anaphylaxie*.

Il était particulièrement difficile, au point de vue clinique, de rapporter à l'anaphylaxie, d'une part, à l'aggravation de la maladie de l'autre, ce qui appartenait en propre à chacune d'elles. Dès que la formule cytologique nous l'a permis, nous avons cessé les injections, et la guérison est survenue.

Nous nous rangeons à l'avis de l'auteur pour l'interprétation de ce cas et nous donnerons comme preuves de l'anaphylaxie :

1° La sensibilisation prouvée par les accidents sériques bénins ;

2° Les troubles respiratoires et cardiaques (syndrome bulbaire) ;

3° Peut être l'irrétractilité du caillot ;

4° Et en tout cas la cessation des accidents et la guérison du malade dès que l'on arrête le traitement sérothérapique.

C'est pour ces différentes raisons que nous éliminons l'hypothèse de la méningite sérique qui donne de la contracture et de la fièvre, mais jamais de syndrome bulbaire.

Mais nous devons faire remarquer :

A. Qu'il n'y eut pas « réinjection » au sens propre du mot (voir la valeur exacte du terme « réinjection » dans le mémoire de Weill-Hallé et Lemaire sur la séro-anaphylaxie clinique et expérimentale) :

B. Que des doses élevées de sérum furent d'emblée injectées et *sans presque d'interruption*, et que par conséquent on ne peut invoquer la pathogénie du phénomène d'Arthus méningé.

Nous croyons que la sensibilisation, l'état anaphylactique peuvent être créés plus facilement et peut-être autrement par injection rachidienne (c'est-à-dire près des centres nerveux) que par injection sous-cutanée. Besredka et Mlle Lissofsky ont réussi à provoquer le même syndrome anaphylactique par injection intra-rachidienne avec des doses beaucoup plus faibles et avec une régularité plus grande que lors d'injections sous-cutanées ou intra-péritonéales. D'autre part, il est prouvé par Richet, Abelous et Bardier que la toxogénine, c'est-à-dire la substance anaphylactique, s'accumule dans les centres nerveux, et c'est au niveau de ces mêmes centres nerveux que se produit la rencontre de cette toxogénine avec la toxine réinjectée (la combinaison des deux formant l'apotoxine de Richer), d'où résulte le choc anaphylactique.

Les expériences de Achard et Flandin ne laissent aucun doute à ce sujet, les extraits de centres nerveux prélevés sur un cobaye ayant succombé au choc anaphylactique produisent chez le cobaye neuf des accidents qui rappellent le choc anaphylactique et peuvent entraîner la mort.

Pour toutes ces raisons, nous pensons que lorsqu'on obtient par injection sous-arachnoïdienne un ensemble de symptômes qui se rapprochent de ce que l'on appelle anaphylaxie lorsqu'il s'agit d'injections sous-cutanées, on ne doit pas se baser sur le mode d'obtention différent dans l'un et l'autre cas pour interpréter les résultats.

Nous reconnaissons parfaitement tout ce que ces considérations ont « d'imaginatif », mais, comme le dit M. Hutinel, « la preuve n'est pas faite, mais les arguments que nous avons développés plus haut plaident en faveur de notre hypothèse qui s'adapte parfaitement aux faits *cliniques* et *qui, dans l'état actuel de nos connaissances*, est seule capable de donner une explication ».

Voici une observation de méningite cérébro-spinale dans laquelle le sérum injecté dans l'espace sous-arachnoïdien fut, non pas du sérum antiméningococcique, mais du sérum antidiphtérique. Des accidents anaphylactiques se sont produits.

Après avoir constaté l'égalité des trois sérums anti-méningococciques (sérum de Dopter, de Flexner et de

Kolle) devant l'anaphylaxie, il est intéressant de voir
un sérum contenant une autre antitoxine, donner lieu
aux mêmes phénomènes.

Ceci prouve, à l'évidence, fait d'ailleurs connu, que
pour créer l'anaphylaxie par un mode d'injection donné
(voie rachidienne dans notre cas), l'antitoxine n'est rien,
le sérum de cheval, le « véhicule » de l'antitoxine quelle
qu'elle soit, est tout.

Obs. 13. — MM. Lemoine et Gachlinger, *Société médicale des
hôpitaux*, séance du 2 juillet 1909. — Le 30 *avril* 1909 entrait
à l'hôpital Saint-Sauveur, salle Émile Wanebroucq, le nommé
R... Liévin, âgé de 30 ans, avec le diagnostic de lumbago rhu-
matismal.

Ce malade, entré le soir, après la contre-visite, présentait au
moment de son admission une température de 38°,7.

Interrogé, il ne déclare aucun antécédent héréditaire, ni per-
sonnel intéressant. Son affection a commencé huit jours auparavant par de violents maux de tête à prédominance frontale.
Cette céphalée était survenue subitement au milieu d'un bon état
général et, par son intensité, avait empêché tout sommeil pendant quarante-huit heures. En même temps que cette céphalée,
le malade avait présenté de la constipation assez marquée et des
vomissements sans caractères spéciaux.

La rachialgie s'était installée deux jours après la céphalée, et,
par son intensité avait nécessité l'entrée du malade à l'hôpital.

Vu le lendemain, 1er mai, à la visite, ce malade nous déclare
que la céphalée est actuellement disparue. Il se plaint seulement d'une rachialgie intense. Une chose frappe au premier
abord, c'est une éruption de vésicules d'herpès assez nombreuses
au niveau du nez et des lèvres.

Du côté de l'appareil digestif, on ne note rien de spécial, la
constipation est peu marquée, les vomissements ont cessé. On

ne trouve rien à l'auscultation des poumons, ni du cœur. Le pouls bien frappé bat à 84 pulsations.

La rachialgie est intense et s'accompagne d'une hyperesthésie marquée au niveau de la région vertébrale. La raideur de la nuque est forte, surtout pour les mouvements dans le sens antéro-postérieur.

Le signe de Kernig est très net. Les réflexes rotuliens sont abolis.

On fait alors une ponction lombaire et on retire très difficilement 5 à 6 centimètres cubes d'un liquide trouble avec des grumeaux purulents. On fait suivre cette ponction d'une injection intra-rachidienne de 20 centimètres cubes de sérum *antidiphtérique.*

Le liquide examiné montre la présence de méningocoques nombreux intra et extra-cellulaires. Il y a polynucléose manifeste, 86 p. 100 de polynucléaires contre 6 p. 100 de mononucléaires et 8 p. 100 de lymphocytes. La précipito-réaction est positive en dix heures.

Disons de suite que, par culture sur bouillon-ascite, on obtient des colonies de méningocoques, ne prenant pas le Gram.

Le soir, l'état général est semblable. La température est de 40°,1.

Le lendemain 2 *mai*, la température est de 39°,5. Le pouls est de 80. L'état général est sensiblement meilleur. La raideur de la nuque moins forte ; le signe de Kernig est encore très marqué, mais la rachialgie a diminué.

On retire 4 centimètres cubes d'un liquide trouble, contenant 64 p. 100 de polynucléaires, 21 p. 100 de lymphocytes et 15 p. 100 de mononucléaires. La ponction est suivie de l'injection intra-rachidienne de 20 centimètres cubes de sérum *antidiphtérique.* A noter que les méningocoques sont moins nombreux.

Le soir, la température est de 39°,5.

Le 3 mai, la température est de 38°. L'état général est excellent, le malade est à demi assis dans son lit. Il ne se plaint de douleurs qu'à l'endroit de la ponction. Le signe de Kernig est moins accusé que la veille. On retire 18 centimètres cubes de liquide opalescent contenant 71 p. 100 de polynucléaires, 23 p. 100 de lymphocytes et 6 p. 100 de mononucléaires. On ne trouve plus qu'un ou deux méningocoques par champ de microscope.

On injecte 30 centimètres cubes de sérum *antidiphtérique*.

Le soir, la température est de 39°,1.

Le 4 *mai*, l'état général est très amélioré. La raideur de la nuque a disparu, le signe de Kernig existe, mais plus faible encore que la veille. T. 37°,2. La ponction lombaire ne donne pas de liquide, on ne fait pas d'injection de sérum.

Le soir, la température est de 39°,1.

5. — T., 37°,8. Le Kernig est plus marqué. La raideur de la nuque a reparu. On fait une ponction lombaire qui donne 8 centimètres cubes d'un liquide opalescent, contenant 39 p. 100 de polynucléaires, 52 p. 100 de lymphocytes et 9 p. 100 de grands mononucléaires.

A l'examen de la lame, on ne trouve que deux méningocoques bactériolysés. On injecte 20 centimètres cubes de sérum *antidiphtérique*. Le soir, T. 38°,3.

6. — T. 38°, 1. La raideur de la nuque est faible. Le signe de Kernig persiste. La ponction lombaire ne donne pas de liquide. Le soir, T. 39°.4.

7. — T. mat., 39°,4 ; soir, 37°,8.

L'état général est le même. On retire 15 centimètres cubes de liquide clair, ambré, contenant très peu d'éléments cellulaires et dans lequel on ne trouve pas de méningocoque.

8. — T. 38° mat. Le soir, la température monte à 40°,2. La raideur de la nuque est aussi accentuée qu'à l'entrée, la rachialgie est intense, le signe de Kernig est très marqué. On fait une ponction lombaire qui donne 10 centimètres cubes d'un liquide clair, contenant quelques rares lymphocytes, mais pas de méningocoque.

Nous basant sur l'examen du liquide, nous ne faisons pas d'injection de sérum.

9. — L'état général est le même que la veille. La température, de 37°,8 le matin, monte à 40°,2 le soir. La raideur de la nuque disparaît, le signe de Kernig s'affaiblit dès lors, la température tombe en deux jours au-dessous de 37°. En même temps, le signe de Kernig diminue peu à peu de netteté. Actuellement, au cinquante-quatrième jour de la maladie, le patient est en pleine convalescence.

Nous ne nous arrêterons pas à la question que soulève cette observation sur la spécificité ou la non-spécificité du sérum dans le traitement de la méningite cérébro-spinale.

Nous retiendrons simplement le fait suivant : Un méningitique auquel on injecte en cinq jours, du 1er au 15 mai, 90 centimètres cubes de sérum antidiphtérique dans la cavité arachnoïdienne, voit d'abord son état s'améliorer *en même temps* que l'on constate la disparition des méningocoques dans le liquide céphalo-rachidien et la diminution progressive de la polynucléose.

Trois jours après la dernière injection, la température s'élève à 40° et tous les signes méningés réapparaissent. Confiants dans les résultats du laboratoire, les auteurs éliminent l'hypothèse de recrudescence de la méningite et s'abstiennent de renouveler les injections de sérum. L'évolution leur donne raison, et quarante-huit heures après, le malade entre en convalescence.

Nous connaissons ces faits : la phase d'amélioration et la reprise des symptômes méningés (*sans réinjection de sérum*), contrastant avec l'amélioration persistante de l'état du liquide céphalo-rachidien.

Avec MM. Lemoine et Gachlinger, nous croyons qu'il s'agit, ici encore, d'accidents anaphylactiques consécutifs aux injections sous-arachnoïdiennes de sérum *antidiphtérique* et nous voyons que leur évolution ne diffère en rien des accidents anaphylactiques dus au sérum *antiméningococcique*.

Joignons à ces observations deux cas publiés par M. Teissier (vingt-trois cas de méningite cérébro-spinale traités par le sérum antiméningococcique) :

« Deux fois, dit-il, il y eut des phénomènes d'anaphylaxie d'apparence grave (cyanose, *dyspnée, tachycardie*, sensation de constriction thoracique) qui suivirent l'injection de sérum, mais furent passagers. »

M. Ausset (de Lille) a signalé au *Ier Congrès de l'Association française de Pédiatrie* (29-30 juillet 1910) l'apparition d'accidents anaphylactiques graves avec urticaire généralisé chez un enfant de 10 ans présentant des phénomènes paralytiques et traité par des injections massives de sérum.

§ 3. — Accidents mortels.

Des cas graves que nous venons d'étudier nous passons aux cas mortels. On se rendra compte de là parenté étroite qui unit les cas graves dus à l'état anaphylactique du sujet et ces cas mortels. Nous y retrouverons la même évolution clinique, la terminaison différente étant due soit à la gravité des accidents sériques anaphylactiques, soit à une erreur dans l'appréciation

de la cause qui conditionnait les accidents. Et cela,
constitue une nouvelle preuve de l'action nocive du
sérum, la continuité du traitement sérothérapique
ayant entraîné la mort, alors que nous venons de voir
l'interruption opportune de ce même traitement être
suivie à brève échéance de la guérison du malade.

Obs. 14. — Courtois-Suffit et Dubosc, *Société médicale des
hôpitaux*, 1910. — Cette observation nous est personnelle, elle
nous a fait choisir le sujet de ce travail. Les accidents en présence desquels nous nous sommes trouvés mon maître Courtois-
Suffit et moi, ont été d'une appréciation difficile, les faits que
nous relatons s'étant produits à une époque où les accidents
consécutifs au traitement sérothérapique de la méningite cérébro-
spinale étaient à peine signalés et discutés encore quant à leur
cause. C'est ce qui explique notre embarras et l'erreur commise
au sujet de la conduite à tenir.

Le 7 *juin* 1909, le nommé C..., âgé de 39 ans, entrait à la
maison Dubois, service du docteur Courtois-Suffit, avec le diagnostic de méningite.

De fait, tout dans l'examen du malade ratifiait ce diagnostic :
début brusque, remontant à une douzaine de jours, par des
vomissements s'accompagnant d'une vive céphalée. A l'entrée
du malade à l'hôpital, les vomissements avaient cessé, mais la
céphalée persistait très intense, il y avait de la raideur de la
nuque et du Kernig.

Une ponction lombaire pratiquée sur-le-champ, donnait un
liquide trouble, légèrement floconneux, à l'examen cytologique, après centrifugation, nombreux polynucléaires et méningocoques, les uns extra, les autres intra-cellulaires.

Le traitement suivant fut institué : 1° injections intra-rachidiennes de sérum antiméningococcique (20 centimètres cubes le
premier jour) ; 2° bains chauds à 39°. Un toutes les trois
heures.

La température rectale, qui était à 39°,5, tombait le lendemain matin (8 juin) à 38°,4 pour remonter le soir du même jour à 38°,9 après une nouvelle injection de 30 centimètres cubes de sérum

L'examen des urines donnait : albumine, traces ; sucre, 0.

Le 9, la température s'abaissait encore à 37°,7. Nouvelle injection de 30 centimètres cubes de sérum ; le soir, légère ascension à 39°.

Le 10, T. mat., 37°,9. Nouvelle injection de 20 centimètres cubes ; T. soir, 38°,7.

Le 11, T. 37°,7, 30 centimètres cubes de sérum. Le liquide céphalo-rachidien s'est peu modifié, il reste trouble.

L'examen montre de nombreux polynucléaires et des méningocoques en grand nombre.

Néanmoins, le malade se sent amélioré. La contracture de la nuque est beaucoup moins marquée. C.., remue spontanément la tête. Kernig moins accentué.

D'ailleurs, le soir, la température n'atteint plus que 37°,4 et le 12 juin elle s'abaisse à 37°. L'amélioration est plus notable que la veille. Nouvelle injection de 30 centimètres cubes.

Le 12 au soir, brusque changement de tableau : la température monte d'un coup à 40°,5. Le malade est en proie à une gêne respiratoire très marquée ; il expire bruyamment à la façon d'une personne qui vient de faire une marche forcée. Cependant, le nombre de mouvements respiratoires n'a pas augmenté. Il semble que le patient cherche à se débarrasser par une expiration prolongée d'un poids qui lui comprime le thorax.

L'examen pulmonaire ne révèle rien d'anormal. Notons que la contracture de la nuque est plus accentuée que le matin.

Le 13, chute brusque de température de 40°,5 à 37°,6. Nouvelle injection de 30 centimètres cubes de sérum.

A partir de cette date, la maladie semble marcher vers la guérison. Pendant deux jours, la température oscille entre 36°,9 et 37°,3.

Nous cessons les injections de sérum et continuons les bains.

La céphalée a complètement cédé, la nuque est souple, le Kernig presque disparu.

Le 15, nouvelle alerte, la température est remontée à 38°,9.

L'examen complet du malade ne donne rien. Nous ne constatons qu'une légère douleur à l'oreille droite. Il n'y a pas d'otite. (Cette douleur cesse d'ailleurs le lendemain.)

La gêne respiratoire ne reparaît que par instants, en particulier dans les bains.

Les 16 et 17, température à peu près normale, 37°,8 le 17 au soir.

Le 18 (cinq jours après la dernière injection de sérum, douze jours après la première injection apparition d'arthralgies localisées aux petites articulations des pieds, aux deux tibio-tarsiennes, aux deux genoux et aux deux poignets), température 37°,4. A ce moment, les signes cliniques de la méningite s'accentuent encore, la nuque est toujours contracturée, le signe de Kernig est des plus nets, la céphalée toujours douloureuse. En présence de la persistance de ces phénomènes de méningite, nous nous croyons autorisés à faire une nouvelle injection de 3o centimètres cubes de sérum, malgré les modifications favorables du liquide céphalo-rachidien (présence de polynucléaires, disparition de méningocoques).

La nuit suivante, le malade délirait. Le lendemain, T. mat., 38°,4 ; la nuque est un peu plus contracturée, le Kernig plus marqué.

Le jour suivant, 20 juin, les douleurs articulaires ont entièrement disparu, mais la gêne respiratoire revient par instants.

Le soir, même état.

Le 21, brusque ascension de température à 40°,4. Le malade est demi-comateux, ne répondant plus aux questions qu'on lui pose. Il meurt sans autre symptôme.

Autopsie *vingt-quatre heures après*. — *Cerveau*: La dure-mère adhère au crâne et aux méninges sous-jacentes.

Après ouverture de la dure-mère, méninges absolument saines, sans exsudat ou la plus petite fausse membrane à leur surface.

Nous notons seulement un peu d'œdème cérébral à la partie la plus convexe des deux hémisphères.

Hémisphère droit. — Œdème de la face interne et du bord supérieur. Noyaux intacts.

Cervelet. — o.

Protubérance et bulbe. — o.

Moelle. — La moelle est enlevée sur toute sa longueur et les méninges rachidiennes ouvertes. *Elles sont aussi indemnes de toute lésion que les méninges cérébrales.*

Poumon gauche. — Crépitation bonne, léger œdème pulmonaire, le poumon surnage.

Poumon droit. — Léger œdème pulmonaire. Le poumon surnage.

Cœur. — Surcharge graisseuse.

Cœur gauche. — Plaques calcaires à l'origine de l'aorte et des coronaires, valvules souples, léger épaississement fibreux de la valvule auriculo-ventriculaire gauche.

Cœur droit. — Rien à noter.

Foie. — Gras, volume normal.

Rate. — En putréfaction (une rate surnuméraire).

Rein droit. — Légèrement décoloré, un peu scléreux, décortication facile.

En somme, deux choses à noter dans cette autopsie :

1º Intégrité absolue des méninges cérébrales et rachidiennes;

2º Lésions pulmonaires peu marquées ne donnant pas la raison de la gêne respiratoire.

Comment concevoir l'évolution de la maladie et expliquer la mort d'après les résultats de cette autopsie ?

Une chose est certaine, c'est que ce malade a succombé guéri de sa méningite cérébro-spinale qui elle-même ne peut faire de doute, étant donnés les résultats des ponctions lombaires.

L'évolution peut être divisée en deux stades :

A. Un premier stade pendant lequel nous constatons de la céphalée, de la raideur de la nuque et du Kernig, s'accompagnant d'une température progressivement descendante.

Le liquide céphalo-rachidien contient des *polynucléaires* et de *nombreux méningocoques*.

B. Un second stade pendant lequel nous constatons une gêne respiratoire marquée à type spécial, sans lésions pulmonaires pouvant en donner la raison, une reprise de la raideur de la nuque et du Kernig, et des accidents arthralgiques du côté des membres supérieurs et inférieurs. Pendant ce second stade la température est progressivement ascendante.

Le liquide céphalo-rachidien s'est considérablement modifié :

Au point de vue cytologique : la polynucléose du premier stade a fait place à une *mononucléose*.

Au point de vue bactériologique : il n'est plus possible de trouver de méningocoques. Donc la réaction méningée est en voie de régression, en dépit de la reprise apparente des symptômes méningés (température, raideur de la nuque, Kernig).

Entre le premier et le second stade se place une phase d'accalmie où la courbe oscille entre 36°,5 et 37°,6, et pendant laquelle les symptômes méningés ont à peu près complètement disparu. Cette période intercalaire s'étend du 11 juin au 15 juin.

Remarquons cependant qu'entre le 12 (soir) et le 13 juin (matin) se place une brusque ascension de température à 40°,5, suivie d'une brusque défervescence à 37°,6. Le 12 juin au soir nous notons une contracture plus forte de la nuque et l'apparition de la gêne respiratoire à type spécial qui disparaissait le lendemain pour ne réapparaître qu'au début du second stade au moment où la température remontait.

M. Courtois-Suffit et nous-même avons attribué la mort à l'anaphylaxie sérique.

Nous ne croyons pas qu'elle puisse faire de doute dans ce cas.

Nous y retrouvons :

1° *La sensibilisation* prouvée par les accidents bénins (arthralgies) survenus onze jours après la première injection.

Chose intéressante à noter, en même temps que ces accidents sériques apparaissent, on voit les signes méningés s'accentuer, coïncidence qui semble prouver que ces deux phénomènes dépendent d'une cause unique, car il ne s'agit pas d'une recrudescence de méningite : le liquide céphalo-rachidien ne contient plus ce jour-là de méningocoques et les polynucléaires ont fait place aux mononucléaires.

2° *Les troubles respiratoires.* — Ils ont été un des premiers signes d'anaphylaxie. Ils ont précédé les arthralgies, cinq jours après la première injection ils attiraient notre attention par leur intensité, leur rythme spécial et leur « inexpliqué » ; l'auscultation pulmonaire ne révélait absolument rien d'anormal. Il fallait invoquer une action bulbaire. Nous avons cru tout d'abord que la méningite pouvait en donner la raison, nous savons maintenant qu'ils étaient toxiques et qu'ils doivent s'expliquer par l'anaphylaxie dont ils constituent l'un des symptômes cardinaux.

3° *L'aggravation évidente à la suite des injections de sérum* — aboutissant à la mort dans le coma — l'autopsie démontrant dans la suite la parfaite intégrité des méninges (fait concordant avec les examens de laboratoire).

Ajoutons que ce malade n'avait reçu antérieurement à sa méningite aucune injection sérique capable de le sensibiliser.

M. Hutinel admet avec nous l'anaphylaxie pour expliquer la mort dans cette observation.

Mlle Thérèse Bouteil, dans sa thèse, dit « qu'il est possible » que dans ce cas la terminaison fatale ait été due à l'anaphylaxie.

MM. Sicard et Salin rangent cette observation parmi les cas de méningite sérique aseptique.

Nous ne le croyons pas pour les raisons suivantes :

1° Les accidents ne sont pas apparus dès la première ou la deuxième injection, mais seulement à la cinquième.

2° Il y eut, nous l'avons vu, arthralgie et dyspnée, or, MM. Sicard et Salin disent eux-mêmes dans leur article de la *Presse médicale* (1910, n° 95) que : « *l'anaphylaxie* est un phénomène spécial, d'interprétation extrêmement complexe et qui a des symptômes propres : *arthralgies*, érythèmes, *dyspnée*, etc. »

3° Enfin nous ne croyons pas que la méningite sérique aseptique puisse entraîner la mort et nous allons voir que le fait n'est pas exceptionnel au cours d'accidents anaphylactiques.

Voici d'autres observations qui le prouvent :

Obs. 15. — V. HUTINEL (Clinique médicale des Maladies des Enfants) in *Presse médicale,* samedi 2 juillet 1910, p. 497. — Un enfant de trois ans et demi entre à l'hôpital le 14 juin 1909 avec tous les signes d'une colite grave, cachectisante, ayant débuté six mois auparavant. Les antécédents sont entachés de bacillose; l'enfant en paraît atteint, car on constate une respiration inégale à la racine des bronches; l'intradermo-réaction à la tuberculine est positive.

Le 19 *juin*, l'enfant se plaint de la tête ; on pratique une ponction lombaire et l'on retire un liquide légèrement louche, contenant une grande quantité d'albumine et de très nombreux polynucléaires.

Le 22, on constate les signes classiques d'une méningite cérébro-spinale et on injecte 20 centimètres cubes de sérum de Dopter dans le canal rachidien ; le lendemain, on fait une nouvelle injection de 25 centimètres cubes. Le soir même, l'enfant présente une éruption sérique. La rapidité avec laquelle ont apparu ces accidents qui ont débuté trois jours après la première injection de sérum prouve l'hypersensibilité de notre petit malade vis-à-vis du sérum de cheval. Nous ne pouvons préciser la cause de cette hypersensibilité. L'enfant aurait-il reçu antérieurement une injection de sérum ? les antécédents sont muets à cet égard Il nous paraît plus vraisemblable d'incriminer la tuberculose, dont ce sujet était manifestement atteint ; on sait, en effet, que les tuberculeux supportent mal les injections de sérum de cheval. Quoi qu'il en soit, sous l'influence de ce traitement, l'état général s'améliore, la fièvre tombe.

Le 29, cinq jours après la dernière injection de sérum, la température tend à remonter, l'état général est moins bon. Une nouvelle ponction lombaire donne issue à un liquide clair contenant de nombreux lymphocytes et une légère quantité de fibrine, aussitôt après la nouvelle ponction, on injecte 3o centimètres cubes de sérum antiméningococcique. *Presque immédiatement*, l'enfant présente de l'épisthotonas, est pris de convulsions, tombe dans un état demi-comateux, qu'on cherche à combattre par des injections sous-cutanées d'éther. Le lendemain, il reste apathique ; T. mat., 38°,4 ; soir, 37°,4 ; une ponction lombaire ramène un liquide jaunâtre, de teinte légèrement hémolytique, contenant beaucoup de polynucléaires et beaucoup d'hématies. Le 1ᵉʳ *juillet*, la température monte à 40°. Le lendemain, l'enfant est emporté mourant, par ses parents.

L'action nocive du sérum n'est pas douteuse dans ce cas et la seule explication plausible est celle de mort par anaphylaxie.

Mais un point attire l'attention :

4° *La sensibilisation rapide du sujet*, à tel point que trois jours après la première injection, il présente déjà des accidents sériques bénins (éruption). La raison de cette particularité se trouve dans ce fait que le malade était tuberculeux. Nous connaissons la facilité avec laquelle s'anaphylactisent les terrains bacillaires.

Castaigne et Gouraud, étudiant l'action du sérum de Marmorek dans le traitement de la tuberculose pulmonaire ont noté le fait (55 p. 100 des malades présentent des accidents sériques).

Retenons donc ce point spécial pour le faire entrer en ligne de compte lorsque nous étudierons la prophylaxie des accidents sériques.

Obs. 16. — Louis MARTIN et DARRÉ *in* thèse Fernand THEROUDE, Paris, 1910. — Un enfant de 3 ans entre le 3 février 1910 à l'hôpital Pasteur, atteint d'une méningite cérébro-spinale grave.

3 *février*. — Injection intra-rachidienne de 3o centimètres cubes de sérum de Dopter.

4. — Injection intra-rachidienne de 3o centimètres cubes de sérum de Dopter.

5, — Injection intra-rachidienne de 3o centimètres cubes de sérum de Dopter suivie d'une injection sous-cutanée de 20 centimètres cubes.

6. — Injection intra-rachidienne de 20 centimètres cubes de

sérum de Dopter, soit en quatre jours 110 centimètres cubes intra-rachidiens et 20 centimètres cubes sous-cutanés.

L'état s'améliore rapidement. Mais la température ne devient normale que le 13 février, onze jours après le début.

A ce moment, l'enfant paraît guéri, sept jours après la dernière opération.

23 février. — La fièvre s'allume, diarrhée, céphalalgie.

24. — *Éruption urticarienne* généralisée.

Il s'agit d'accidents sériques qui s'accompagnent de douleurs *articulaires.*

La fièvre persiste aux environs de 39° pendant huit jours.

Dès ce moment, on est surpris de constater au niveau des membres supérieurs un tremblement très léger, mais très net.

3 mars. — La température est devenue normale, l'enfant ne souffre plus, l'éruption sérique a disparu.

8. — La température s'élève à 39° *sans cause apparente* ; elle monte les jours suivants, progressivement, le pouls s'accélère, le tremblement reparaît, les signes méningés redeviennent très nets, le liquide est trouble, contenant de la fibrine et de nombreux lymphocytes *sans méningocoques* visibles sur lames.

22. — L'enfant se plaint de la tête, ne dort plus, pousse des cris incessants. La culture du liquide ayant montré la présence de méningocoques, on pratique une nouvelle injection intra-rachidienne de 20 centimètres cubes de sérum de Dopter, quarante-quatre jours après la précédente injection, vingt jours après la cessation des accidents sériques

L'injection est faite à 6 heures du soir ; trois heures après, urticaire généralisée, sans fièvre, sans exagération des phénomènes nerveux. Quarante-huit heures après l'éruption a disparu.

L'enfant n'est pas amélioré, il continue à vomir, les *symptômes méningés s'accentuent*, l'amaigrissement est considérable.

27. — L'état est très mauvais : raideur de la nuque, Kernig, ventre rétracté, raie méningitique, pupilles dilatées, léger strabisme, légère stupeur, catatonie. Le pouls et la respiration ne sont pas modifiés. Instruit par la culture du 22, qui décelait la

présence du méningocoque, on injecte de nouveau 3o centimètres cubes de sérum intra-rachidien, cinq jours après la précédente, il était 6 heures et demie.

Immédiatement après l'injection, au moment 'où on retire
l'aiguille, apparaissent des accidents de la plus haute gravité.

Pendant quelques instants, le tronc, la nuque, les membres
sont fortement contracturés et portés en hyperextension ; puis
immédiatement l'enfant, qui avait conservé jusque-là sa connaissance, tombe dans le coma, avec relâchement complet de tous
les muscles qui étaient contracturés.

Le coma est absolu : l'enfant a les yeux ouverts ; les pupilles
d'abord rétrécies, présentent bientôt alternativement des mouvements de resserrement et de dilatation ; l'œil droit se meut
lentement, tandis que l'œil gauche reste immobile ; la pupille ne
réagit plus à la lumière, le réflexe cornéen est aboli des deux
côtés. L'anesthésie est absolue, on ne note pas de convulsions,
mais seulement quelques rares mouvements des muscles de la
face. La face est pâle et froide, les extrémités sont cyanosées. Le
pouls est rapide, incomptable, régulier. Mais ce qui frappe surtout, ce sont les *troubles respiratoires* qui ont apparu dès le
début des accidents. La respiration est extrêmement ralentie et
extrêmement irrégulière, le thorax se soulève lentement, puis
s'affaisse brusquement, l'inspiration est suspirieuse, bruyante,
très prolongée, l'expiration est courte et suivie d'une pause très
longue, qui atteint parfois 20 secondes.

Ces accidents persistent ; on pratique une nouvelle ponction
lombaire au bout de cinq minutes et on retire assez facilement
3o centimètres cubes de liquide couleur jaune sérum.

Aussitôt après cette évacuation, la respiration devint moins
bruyante, mais irrégulière ; la face se recolore, le corps se couvre
de sueur, les mouvements reparaissent, Kernig et raideur de la
nuque réapparaissent, hyperesthésie, mais le coma persiste. Le
pouls est très petit, très rapide et irrégulier.

L'enfant succomba à 8 heures du soir, une heure et demie
après l'injection. La température était restée normale.

Le liquide retiré après l'injection s'écoulait goutte à goutte, donc pas de compression intra-cranienne. Ce liquide était coloré en jaune par le sérum. Il contenait de nombreux lymphocytes, quelques polynucléaires et surtout de nombreux globules rouges, provenant bien du cul-de-sac arachnoïdien.

L'autopsie fut pratiquée vingt-quatre heures après la mort ; elle fit voir une congestion des deux poumons sans œdème, ni hémorragies. Quelques tubercules anciens calcifiés dans les ganglions du médiastin ; une congestion assez vive des organes abdominaux sans lésions tuberculeuses appréciables macroscopiquement.

Du côté du système nerveux, il existait une méningite tuberculeuse typique avec nombreuses granulations le long des sylviennes, dans les plexus choroïdes et au niveau du cervelet. Ce qui frappait surtout, c'était la congestion extrêmement intense de tout l'axe cérébro-spinal, surtout au niveau de la moelle et de la base du cerveau, et l'on voyait dans les méninges de larges placards hémorragiques.

Voilà donc un enfant qui reçoit en quatre jours 110 centimètres cubes de sérum intra-rachidien et 20 centimètres cubes sous-cutanés.

L'amélioration est rapide et onze jours après le début on le considère comme guéri (*pendant* 10 *jours*).

Le 23 février, la fièvre s'allume, mais l'inquiétude n'est pas de longue durée lorsqu'on voit apparaître une urticaire généralisée, s'accompagnant de douleurs articulaires. Il s'agit d'accidents sériques bénins, mais qui témoignent de la sensibilisation du sujet à l'égard du sérum de cheval.

La méfiance est dès lors de règle.

Du 3 au 8 mars, nouvelle phase de rémission ; le 8 mars, la température s'élève *sans cause apparente*, les signes méningés reviennent au complet, le liquide céphalo-rachidien, par contre, n'indique pas une inflammation aiguë comme l'on pourrait s'y attendre : il ne contient pas de polynucléaires, on n'y trouve que de nombreux leucocytes et *pas de méningocoques*.

Il ne s'agit donc pas d'une reprise de méningite, et prudemment l'on attend pour réinjecter le sérum. Mais cette prudence paraît témérité lorsque l'on constate que le liquide qui semblait indemne de méningocoque *à l'examen direct, cultive une gélose*. Dès lors, il ne semble plus devoir subsister la moindre hésitation : il faut réinjecter. L'injection est faite le 22 mars à *6 heures* du soir ; à *9 heures* urticaire généralisée (la sensibilisation se montre de nouveau). Ces symptômes méningés s'exagèrent. Instruits par la *culture positive* les auteurs croient devoir réinjecter 3o centimètres le 27 mars. *A peine l'aiguille est-elle enlevée* que les symptômes de la plus haute gravité apparaissent : contracture du tronc et des membres et bientôt coma absolu. Dès le début, la *respiration* se modifie profondément devenant ralentie et irrégulière. Enfin le pouls s'accélère, perd son rythme et l'enfant meurt.

Une seule interprétation est applicable, celle de mort par anaphylaxie. Tous les éléments s'y trouvent réunis : 1° terrain anaphylactisé ; 2° réinjection et le terme de réinjection peut ici être employé d'une façon indiscutable, puisque l'intervalle qui a séparé les injections a été de quarante-quatre jours, dépassant de beaucoup « le temps nécessaire entre la première et la deuxième injection pour que cette dernière mérite le nom de réinjection » (Weill-Hallé et Lemaire) ; 3° troubles respiratoires et cardiaques.

Mais l'anaphylaxie n'a pas été seule en jeu dans ce cas, nous avons vu, en effet, que la reprise des symptômes méningés avait coïncidé avec des cultures possibles sur gélose, alors que l'examen direct ne révélait plus de méningocoques.

Il semble donc que les auteurs aient assisté à une reprise de méningite chez un sujet anaphylactisé, ce qui donne la raison à la fois de la réascension thermique « sans cause évidente » et des accidents évidemment toxiques qui ont suivi les injections intrarachidiennes.

L'observation suivante est un nouvel exemple de reprise, de rechute de méningite chez un sujet anaphylactisé.

Obs. 17. — BRETONVILLE, médecin aide-major de 1ʳᵉ classe (réserve), in *Bull. de la Société de Médecine militaire française*, n° 14, p. 382, 13 octobre 1910. — Le 26 *avril* 1910, je fus appelé auprès de M. D..., ouvrier boulanger, demeurant à Vincennes.

Les renseignements fournis par le malade sont les suivants : Âgé de 43 ans, de taille moyenne, maigre mais bien musclé ; ce dernier ne s'est jamais alité, sauf pour deux accidents de travail sans gravité. Son père, âgé de 82 ans, jouit d'une bonne santé ; sa mère a succombé, à 77 ans, aux progrès de l'âge. Il n'a qu'un frère, de même constitution que lui, et qui, comme lui, n'a jamais été malade.

D... ne se souvient pas d'avoir traversé de maladies aiguës dans le cours de son enfance et de son adolescence ; marié depuis seize ans, il est père d'une fillette de deux ans, née à terme et en parfaite santé. Le seul fait que le malade puisse nous citer est que, depuis longtemps déjà, il était sujet, environ une fois le mois, à une céphalalgie assez vive, sans état nauséeux, ni vomissements qui cédait d'elle-même en douze ou dix-huit heures et qui ne l'empêchait pas de travailler.

Le 25, au soir, D..., après avoir dîné de bon appétit, partit comme de coutume pour son travail, qui consiste à mettre le pain au four.

Vers une heure du matin, il fut pris d'une douleur vive dans le genou gauche, si vive qu'il dut sangler son articulation pour pouvoir continuer à travailler. Quelque temps après, la même douleur apparaissait au niveau de l'articulation sacro-iliaque gauche, mais notre maladie n'en continua pas moins à travailler jusqu'au matin.

En chemin, pour rentrer à son domicile, il fut secoué d'un grand frisson et arriva chez lui, à 9 heures du matin, très las, souffrant toujours, en proie à une fièvre vive.

A peine au lit, une céphalalgie violente éclata et des vomissements bilieux apparurent. Je vis le malade à midi. Il paraît très fatigué, mais a toute sa connaissance. Sa température rectale est à 37°,5 au moment de mon examen ; son pouls, plutôt lent, est inégal. Il a eu, dans la matinée, plusieurs vomissements et deux selles diarrhéiques ; le ventre est plutôt rétracté. Il existe de la raideur de la nuque et du signe de Kernig ; la raie méningitique est des plus nettes. Pas d'inégalité pupillaire ; les pupilles réagissent très bien à la lumière ; pas de photophobie. Rien aux autres appareils ; l'urine est albumineuse.

Séance tenante, je fis une ponction lombaire, qui donna issue à un liquide céphalo-rachidien manifestement trouble, et que je fis porter de suite au laboratoire. La réponse que j'eus quelques heures après est la suivante : « Le liquide céphalo-rachidien renferme une assez grande quantité d'albumine. L'examen microscopique du culot de centrifugation a montré de très nombreux polynucléaires et de rares méningocoques de Weischelbaum. » Quand je revis le malade dans la soirée, sa température est à 38°, son pouls toujours lent et inégal ; après avoir extrait par ponction lombaire 3o centimètres cubes environ de liquide céphalo-rachidien, j'injectai égale quantité de sérum antiméningococcique de l'Institut Pasteur. Je prescrivis du lait coupé d'eau de Seltz, l'application d'un sac de glace sur la tête, des bains chauds à 38-40° et de grands lavages d'intestin d'eau bouillie refroidie.

Quand je vis le malade le 27 avril, au matin, la nuit a été moins mauvaise ; D... n'a pas dormi, mais se déclare très soulagé. Les vomissements ont cessé, la température est à 37°,5, le pouls lent, mais égal et bien frappé ; les articulations ne sont plus douloureuses ; la raideur de la nuque et le Kernig persistent, mais le malade ne souffre plus et n'accuse plus que de la raideur non douloureuse tout le long du rachis.

Le soir, même état, la journée a été bonne. T. 37°. Il n'est pas fait de nouvelle injection de sérum.

Le 28, T. mat., 37° ; soir, 37°,5, le mieux s'est accentué et la situation paraît des plus satisfaisantes.

Le 29, T. mat., 37°,5, la raideur de la nuque et le Kernig ont disparu ; le malade n'accuse plus de douleurs ni de raideur et, à part trois élévations vespérales de température au voisinage de 38°, les 29-3o avril et 1ᵉʳ mai, le mieux ne cessa de s'accentuer, l'albumine disparut de l'urine, D..., commença à s'alimenter, se leva et même, sans notre assentiment, sortit quelque peu dans la soirée du 4 et dans la matinée du 5 mai.

Le 5 mai au soir, je fus rappelé d'urgence auprès du malade, qui venait d'être pris de douleurs extrêmement aiguës dans les régions lombaire, sacrée et coccygienne, avec irradiations le long du nerf sciatique, de chaque côté jusqu'au creux poplité. La température est à 38° ; le signe de Kernig seul a reparu. Une ponction lombaire, ayant donné issue à un liquide céphalo-rachidien encore légèrement trouble, *quoique bien moins que la première fois*, je réinjectai 3o centimètres cubes de sérum antiméningococcique à 3 heures de l'après-midi. Le liquide examiné renfermait encore une assez grande quantité d'albumine, de nombreux polynucléaires et de très rares diplocoques, présentant les caractères du méningocoque de Weischelbaum.

A la suite de cette injection, les douleurs ne firent que s'exaspérer et je dus faire au malade une injection de morphine.

Les vomissements se renouvelèrent dans la soirée. On reprit le traitement précédemment prescrit. D... fut assez calme jusqu'à minuit. A minuit, soit neuf heures après l'injection de sérum, le patient entre dans une sorte de torpeur comateuse, d'où il est impossible de le tirer. Semblant regarder constamment un point fixe, il ne répond pas aux questions qu'on lui pose. D..., fait constamment entendre un gémissement plaintif, sans cris hydrencéphaliques, présente un mâchonnement continuel, sans grincement de dents, a de la carphologie. Sa *respiration présente le type de Cheyne-Stokes*, son pouls est inégal et intermittent, il existe une hyperesthésie des plus vives de tous les téguments et le moindre attouchement transforme le gémissement continuel en cris aigus. Le malade n'urine pas et doit être sondé.

D... reste dans cet état jusqu'au 6 mai, à 3 heures de l'après-midi, soit en tout quinze heures.

A 3 heures de l'après-midi, comme on le sortait d'un bain chaud, notre malade reprend ses sens et se met à causer. Il se plaint d'un endolorissement tout le long du rachis.

La température du matin était de 39°,5, le soir de 39°,2.

Le 7, au matin, la température est à 37°,7. D... se déclare à nouveau bien.

Je refis une ponction lombaire, et, impressionné par ces faits, j'allai à l'hôpital Trousseau m'en entretenir avec le docteur Netter.

Le liquide céphalo-rachidien, examiné, *contenait encore des méningocoques* et le docteur Netter, fidèle à sa méthode, me conseilla de réinjecter, chaque jour, 3o centimètres cubes de sérum, jusqu'à disparition du méningocoque du liquide céphalo-rachidien.

Le 7, à 11 heures du matin, je réinjectai donc 30 centimètres cubes de sérum antiméningococcique. *Aussitôt après l'injection*, D... se plaint d'un besoin [impérieux d'aller à la selle ; mais, malgré tous ses efforts, ne peut obtenir une garde-robe. Ce besoin impérieux persiste sans discontinuer jusqu'au soir.

A 3 heures un lavement est administré sans donner de résultat.

Enfin, à 6 heures, soit sept heures après la dernière injection, D..., qui vient de prendre lui-même le bassin, se retourne dans son lit, face à sa femme qui se trouve près de lui. *Ses mouvements respiratoires prennent une ampleur extraordinaire*, sa respiration devient bruyante, s'accompagne de stertor, puis se ralentit, puis s'arrête ; sa face devient violacée ; le pouls continue à battre encore quelques instants, puis le cœur s'arrête et le malade succombe, la scène entière ayant duré moins de quelques minutes.

Voici donc le fait : chez un malade atteint de méningite cécébro-spinale traitée et guérie une première fois par les injections de sérum antiméningococcique, on a vu survenir, à la suite des deux dernières injections rendues nécessaires par l'existence d'une rechute, des accidents nerveux formidables qui se sont terminés par la mort.

La recrudescence de la méningite est prouvée par les examens de liquide céphalo-rachidien (polynucléose et méningocoques.)

L'anaphylaxie se caractérise par des symptômes ordinaires.

Respiration modifiée (à type de Cheyne-Stokes).

Pouls inégal et intermittent.

Torpeur comateuse dont le malade ne sort que lentement.

Une seconde fois, une nouvelle injection étant devenue nécessaire, le même syndrome reparaît.

La respiration devient bruyante et stertoreuse. La
face se cyanose.

Le pouls se ralentit, puis s'arrête.

Ces deux observations où nous voyons évoluer chez
le même sujet une recrudescence méningée et des
accidents anaphylactiques sont particulièrement inté-
ressantes en raison du problème thérapeutique qu'elles
posent et qui peut se formuler de la façon suivante : ou
bien ne pas réinjecter et le malade peut succomber à la
méningite *que l'on n'ose plus traiter*, ou bien réinjecter et l'on s'expose à voir survenir des accidents
anaphylactiques mortels. Nous verrons au chapitre
du traitement comment les méthodes actuelles d'antianaphylaxie permettent de résoudre ce problème.

Voici, par opposition, un cas pur d'anaphylaxie.

Obs. 18. — M. Vigot, professeur suppléant à l'École de
Médecine de Caen, in *Gazette des hôpitaux*, 1910, n° 145, 20 décembre, p. 1994. — Mme F..., est *contagionnée par son fils*,
observation ci-dessus. Elle est prise le 6 février de douleurs
légères de la tête et des membres. Son fils avait été pris le
26 janvier. Pas de vomissements, pas de fièvre, du 8 au 14 février, température de 37° à 37°,5. Le 13 *février*, herpès labial,
Kernig, surdité, hyperesthésie, raideur de la nuque.

Le 14, ponction lombaire ; liquide louche avec nombreux
polynucléaires et méningocoques en petit nombre. Sérum de
Dopter 20 centimètres cubes ; T. 39°.

Les 15, 16 et 17, les symptômes s'améliorent ; douleurs de
tête presque disparues ; la fièvre diminue, de 39° elle tombe à
38° et à 37°,5.

Le 19 au soir, *recrudescence* des symptômes : douleurs de tête, raideur de la nuque, hyperesthésie.

Le 20, T. 37°,6. Ponction lombaire, liquide céphalo-rachidien opalescent, polynucléaires nombreux, *peu de méningocoques* intra et extra-cellulaires. Sérum de Dopter, 3o centimètres cubes.

Le 21, nuit passable, T. 37°,8. Le matin, accablement, assoupissement. La malade répond bien aux questions qu'on lui pose, mais retombe dans la *somnolence*.

Ponction lombaire : liquide céphalo-rachidien clair, beaucoup de polynucléaires, mais intacts ; *rares méningocoques* ; sérum de Dopter, 3o centimètres cubes.

Le 22, T. 37°,2 le matin ; 38° le soir.

Ponction lombaire : liquide clair non teinté, ni polynucléaires, *ni méningocoques*. Amélioration notable. La somnolence est passée. La malade demande à manger.

Les 23, 24 et 25, température entre 37°,2 et 37°,8.

Le 28, l'assoupissement recommence. Douleurs de tête et des membres ; Kernig ; T. 38°. Ponction lombaire ; liquide opalescent, pas jaune, pas sanguinolent ; rares polynucléaires intacts, pas de méningocoques. Sérum de Dopter, 4o centimètres cubes. Après l'injection du serum, on met le bassin surélevé et aussitôt la malade tombe dans un coma complet. Les yeux sont entr'ouverts, les extrémités cyanosées, la *respiration* est haletante, ralentie, les sphincters sont intacts.

Tous les moyens échouent et la mort arrive trente-six heures après le début du coma.

J'attribue cette mort à l'anaphylaxie.

— Toujours le même tableau se renouvelle :

1° Amélioration à la suite des premières injections.

2° Phase d'accalmie, le liquide céphalo-rachidien

se modifiant peu à peu pour devenir enfin absolument clair et indemne au point de vue cytologique et bactériologique.

Mais déjà on note de l'assoupissement, de la somnolence qui attirent l'attention (symptômes anaphylactiques).

3° Reprise de la céphalée, du Kernig et de la fièvre ; *le liquide ne contient pas de méningocoques* et cependant on pratique une nouvelle injection de 40 centimètres cubes, quatorze jours après la première.

Aussitôt après, le coma s'installe, la respiration se trouble, la cyanose apparaît et le malade succombe.

Obs. 19. — Professeur Debove (clinique de l'hôpital Beaujon) in *Correspondant médical*, n° 374, juillet 1910, p. 18. — Femme de 28 ans, téléphoniste, de bonne santé habituelle et sans antécédents notables. Elle est prise, le 8 mars dernier, de mal de tête, de frissons, de vomissements et est très constipée. Le médecin pense à une pneumonie et, trouvant l'état grave, l'envoie à l'hôpital où nous la voyons le 10. Elle est plongée dans une sorte de torpeur et il est difficile d'obtenir d'elle des renseignements. Couchée en chien de fusil, la tête renversée en arrière, elle résiste quand on veut la retourner. Il y a un peu d'opisthotonos, de l'hyperesthésie cutanée, surtout à droite. Le signe de Kernig est très net, la raie méningitique facilement obtenue. Les vomissements ont cessé, mais la constipation résiste ; 90 pulsations à la minute.

Vous trouvez ici trois signes cliniques de la méningite : la céphalée, les vomissements, la constipation, mais ils ne sont pas propres à la méningite cérébro-spinale. Bien plus significatifs à cet égard sont le signe de Kernig, la raideur de la nuque et la torpeur. Dans la méningite tuberculeuse, ces derniers existent aussi, mais beaucoup moins précoces.

Du signe de Kernig, je ne vous dirai rien, mais je dois vous faire remarquer que l'attitude dite « en chien de fusil » en est l'équivalent. Ces deux symptômes ont la même pathogénie : c'est pour éviter les douleurs de l'extension que, dans les deux cas, la malade fléchit les jambes sur les cuisses et les cuisses sur le ventre.

Le diagnostic a été vérifié par la ponction lombaire ; mais, faute de sérum, le lendemain seulement 11 *mars*. Cette ponction nous donna un liquide trouble à dépôt purulent, formé de 95 p. 100 de polynucléaires ; on constate en outre de nombreux méningocoques. En raison de l'agitation de la malade, nous ne pouvons injecter que 5 *centimètres cubes* de sérum.

Dans l'après-midi, mon interne fait une injection sous-cutanée de ce même sérum, procédé dont l'utilité est problématique.

Le 12, on constate une légère amélioration. La malade souffre moins, s'agite moins, mais elle reste couchée en chien de fusil, les muscles du dos et de la nuque sont contracturés et il y a du nystagmus. Pouls régulier à 60. T. mat., 37°,5 ; soir, 38°. On injecte 30 centimètres cubes de sérum en remplacement de 30 centimètres cubes de liquide céphalo-rachidien louche.

Le 13, la malade est si agitée qu'elle brise l'aiguille de la seringue à ponction. On lui injecte néanmoins 30 centimètres cubes de sérum.

Le 14, la malade se trouve un peu mieux. T. 38°,2 le matin, 39°,1 le soir, 90 pulsations. On injecte encore 30 centimètres cubes de sérum. Le liquide extrait est presque clair et s'écoule goutte à goutte.

Le 16, la malade cause, la raideur musculaire continue à s'atténuer. T. 37°,2 le matin et le soir. 20 centimètres cubes de sérum, liquide clair.

Du 18 au 20, l'amélioration continue. La malade s'asseoit dans son lit, écrit des lettres. Injection, pendant cette période, de 20 centimètres cubes de sérum. Néanmoins nous ne portons pas sans réserve un pronostic favorable. Bien nous en a pris. Le

28, en effet, la contracture du dos et de la nuque reparaît. T. 39° le soir. Injection de 20 centimètres cubes de sérum.

Le 30, la malade est très abattue et se plaint de douleurs dans les jambes. Les contractures dorsales s'accentuent. T. 38°. 30 centimètres cubes de sérum.

Le 31, même état. 30 centimètres cubes de sérum.

Le 1er *avril*, la prostration est grande, les douleurs des jambes vives. La malade entre en somnolence l'après-midi. T. 40° le soir.

Le 2, la malade tombe dans le *coma* et meurt avant notre visite.

Nous reconnaissons à la lecture de cette observation la marche ordinaire.

Première période d'amélioration à la suite des injections de sérum. On croit la malade guérie : c'est la phase de rémission qui dure douze jours.

Puis, la fièvre s'allume de nouveau, le Kernig reparaît, on réinjecte du sérum, et plus on renouvelle les injections, plus les signes méningés s'accentuent. Quarante-huit heures après les dernières injections, le coma terminal s'installe.

S'agit-il d'anaphylaxie ou de simple insuccès du sérum? comme le dit M. Debove.

Nous n'avons pour prouver l'anaphylaxie ni la sensibilisation accusée par des accidents sériques, ni l'aprition de troubles respiratoires, le coma qui précède la mort *peut-être* interprété comme un symptôme anaphylactique.

Mais on ne peut s'empêcher d'être impressionné par l'accentuation progressive des symptômes à la suite des injections et par l'ensemble de l'évolution qui rappelle par ses différentes phases ce que nous sommes habitués à trouver dans les cas d'anaphylaxie. Le sérum nous paraît avoir joué plus qu'un rôle passif, mais l'anaphylaxie n'est pas absolument prouvée. Cependant nous ne saurions souscrire à l'opinion émise par M. Debove à la fin de cette clinique (*Correspondant médical*, 1910, n° 374, p. 20) : « Il vaut mieux faire des injections à un malade qui n'a pas la méningite cérébro-spinale que de n'en pas faire à un malade qui en est réellement atteint. » Nous pensons qu'en raison des dangers que peuvent présenter les injections sériques intra-rachidiennes, il est préférable de n'injecter qu'à coup sûr. Peut-être la formule de M. Debove destinée à faciliter la conduite à tenir et à gagner du temps deviendra-t-elle acceptable le jour où les méthodes destinées à rompre le « charme anaphylactique » auront prouvé leur efficacité chez l'homme (voir plus loin le traitement).

L'observation qui va suivre constitue, à notre avis, un exemple de phénomène d'Arthus méningé.

Obs. 20. — René Tizon, Thèse de Paris, 1910. — G... J..., salle Saint-Augustin, n° 23.

Entré à l'hôpital le 3 mai 1909.

Début brusque six jours auparavant par une violente céphalée. En outre des signes de la méningite cérébro-spinale qui existent au complet, le malade présente une éruption purpurique généralisée, surtout marquée au niveau du thorax et de l'abdomen.

Le liquide céphalo-rachidien est très purulent.

T. 38°,5 à l'arrivée.

L'Hôtel-Dieu manque de sérum au moment de l'entrée du malade.

Le 5 *mai*, injection d'électrargol (5 centigrammes).

Le 6, on inocule 10 centimètres cubes de sérum de Dopter. La température tombe le lendemain à 36°,8, puis le surlendemain à 35°,8.

L'état du malade s'améliore.

Le 10, recrudescence des phénomènes méningés ; la température remonte à 38°. On ne peut faire de sérum que le 12 mai.

Dix centimètres cubes seulement de sérum de Dopter sont inoculés sans autre effet qu'une chute brusque de température à 37°.

Le 13, nouvelle injection de 10 centimètres cubes de sérum. Aucune amélioration dans l'état du malade qui se plaint violemment de la céphalée.

La température présente de grandes oscillations pendant les jours qui suivent : 37° le matin, 39° le soir.

Les 20 et 21. — Injection de sérum de Flexner.

L'effet est nul. A la suite de ces dernières injections, le liquide céphalo-rachidien prend une teinte jaunâtre semblable à celle du sérum. Le malade est de plus en plus agité et pousse des cris. L'état de contracture s'exagère. Opisthotonos, température constamment au-dessous de 37°.

Le 22, la température monte brusquement à 40°.

Le malade *succombe*.

En résumé, voilà un malade qui reçoit à des intervalles de quelques jours une série d'injections sériques à faible dose (10 centimètres cubes au maximum). A mesure que les injections se répètent, le malade devient de plus en plus agité, en même temps que la contracture s'accentue jusqu'à la mort qui survient dans l'hyperthermie le lendemain de la dernière injection.

On ne peut s'empêcher de comparer l'évolution des

symptômes chez ce malade aux faits expérimentaux décrits par Arthus en 1903. Le sérum de cheval n'est nullement toxique pour le lapin et l'injection (10 centimètres cubes) ne provoque aucun accident. Or, si l'on fait à ces intervalles de quelques jours des injections répétées d'une faible dose (5 centimètres cubes) de ce même sérum, on voit bientôt, à partir de la cinquième ou sixième injection, se produire aux points d'injection un œdème d'allure phlegmoneuse qui peut aboutir à l'eschare et si chez ce même animal, on injecte non plus sous la peau, mais dans la circulation générale (veine de l'oreille) une dose plus faible encore (2 centimètres cubes par exemple), des convulsions apparaissent et l'animal succombe.

Dans l'observation que nous venons de relater, le malade fut placé dans des conditions analogues : faibles doses répétées à des intervalles de quelques jours. N'est-on pas autorisé à dire que l'injection dans les espaces sous-arachnoïdiens équivaut à une injection dans la circulation générale ? Netter et Debré n'ont-ils pas démontré que le sérum de cheval injecté dans la cavité arachnoïdienne peut être retrouvé une demi-heure plus tard dans le sang périphérique ?

Il semble que l'on ait assisté chez ce malade à l'évolution d'un phénomène d'Arthus méningé et que l'on doive expliquer par cette pathogénie l'action aggravante du sérum.

Nous verrons plus loin les déductions pratiques au point de vue du traitement, que l'on peut tirer de l'étude de cette observation.

Obs. 21. — Professeur V. Hutinel (Clinique médicale des maladies des enfants), in *Presse médicale,* samedi 2 juillet 1910, p. 497. — Un garçon de 6 ans et demi entre salle Bouchut le 18 avril 1910. Depuis deux jours il présente tous les signes d'une méningite cérébro-spinale (céphalée, vomissements, fièvre, raideur de la nuque, Kernig, etc...).

Le liquide céphalo-rachidien est purulent et contient des méningocoques. Du 18 au 22 avril, on pratique chaque jour une injection intra-rachidienne de 3o centimètres cubes de Dopter. Après une amélioration nette, la température remonte ; le 24 avril, on constate le signe de Koplick et on voit apparaître une éruption morbilliforme ; le 25 avril, les symptômes méningés s'étant accentués, le liquide restant trouble, on pratique une injection de 3o centimètres cubes de sérum, trois jours après la dernière injection ; peu de temps après, l'enfant est pris de convulsions, tombe dans le coma et meurt six heures après la ponction lombaire.

Il est difficile d'interpréter cette observation.

Nous avons bien une période d'amélioration suivie d'une reprise des symptômes méningés, mais ici les conditions ne sont plus les mêmes que dans les cas précédents.

La réascension thermique se trouve facilement expliquée par l'apparition d'une rougeole avec *signe de Koplick* (il ne s'agit donc pas d'accidents sériques).

Rien de bien étonnant de voir les symptômes méningés s'accentuer à la suite.

Peu de temps après la nouvelle injection, l'enfant présente des convulsions, tombe dans le coma et meurt.

M. Hutinel explique la mort par l'anaphylaxie. Nous

ne saurions admettre la même opinion, car rien ne vient démontrer qu'il y ait eu anaphylaxie.

Il nous semble que ce cas peut parfaitement s'interpréter comme un simple insuccès du sérum dans un cas de méningite cérébro-spinale compliqué de rougeole, sans pour cela invoquer l'anaphylaxie.

ÉTUDE CLINIQUE

Maintenant que nous connaissons par l'étude et l'analyse des observations publiées les différentes variétés cliniques que peuvent revêtir les accidents de la sérothérapie antiméningococcique nous voyons qu'ils peuvent se grouper sous les chefs différents :

1° Accidents *sériques*, d'ordre banal ;

2° Accidents *mécaniques*, de ponction et d'injection (douleur par piqûre d'une racine nerveuse et par distention des méninges enflammées) ;

3° Accidents *irritatifs*, de réaction méningée aseptique ;

4° Accidents *toxiques*, d'anaphylaxie.

Nous allons essayer d'esquisser le tableau clinique de chaque forme en synthétisant ce que nous connaissons par les observations, et enfin d'opposer une forme à une autre.

1° **Accidents sériques d'ordre banal.** — Nous passerons sans insister sur les accidents sériques communs. Ils sont parfaitement connus depuis que l'on injecte du sérum de cheval. Leur fréquence et leur évolution ne présentent aucune particularité lorsqu'il s'agit de sérum antiméningococcique introduit par voie rachidienne. Ils apparaissent huit à dix jours après la première injection, sont caractérisés par des éruptions de types divers (ortié morbilliforme ou margine aberrant) s'accompagnent parfois de fièvre, d'artralgies et d'albuminurie et durent quelques jours, deux à trois en moyenne.

2° **Accidents mécaniques de ponction et d'injection.** — Nous n'avons rien à ajouter aux faits relatés dans l'observation de Ménard.

3° **Accidents irritatifs de réaction méningée aseptique.** — Lorsqu'il s'agit de méningite sérique aseptique, voici comment d'ordinaire évoluent les symptômes :

Un malade est traité par des injections répétées de sérum antiméningococcique. L'amélioration se dessine bientôt : la céphalée, le Kernig, la raideur de la nuque et du dos s'atténuent ou disparaissent, la température s'abaisse. Le liquide céphalo-rachidien confirme les faits cliniques en montrant la disparition progressive des méningocoques.

A ce moment, c'est-à-dire lorsque les signes relevant de la méningite infectieuse décroissent, que l'on ait ou non cessé les injections, tous les symptômes reparaissent : la fièvre s'allume, les contractures reviennent. On recommence ou l'on continue les injections et quel n'est pas l'étonnement de voir chaque injection suivie d'une aggravation progressive. *Trois ou quatre heures après l'injection*, la céphalée s'exagère, le Kernig s'accentue. Ces symptômes présentent leur maximum d'acuité, disent Sicard et Salin, vers la cinquième ou sixième heure environ pour s'atténuer peu à peu et disparaître le second jour.

L'examen du liquide céphalo-rachidien montre :

1° L'absence de méningocoques ;

2° La présence de polynucléaires, mais de polynucléaires intacts et non plus altérés comme au début de la méningite infectieuse à méningocoques ;

3° La présence de globules rouges en abondance ;

4° D'autres fois le changement de coloration du liquide qui devient louche, opalescent, puriforme.

Nous ne connaissons pas d'observation de méningite sérique aseptique qui se soit terminée par la mort.

4° Accidents toxiques d'anaphylaxie. — On a affaire à un méningitique qui réagit d'abord parfaitement au sérum. En quelques jours, la température s'abaisse à la normale et tous les symptômes s'amendent.

Parallèlement l'examen du liquide céphalo-rachidien décèle la diminution progressive, puis la disparition des méningocoques, en même temps que la mononucléose se substitue à la polynucléose du début.

Pendant quelques jours c'est une phase de rémission, d'accalmie trompeuse : l'anaphylaxie incube.

Bientôt (du 8° au 10° jour après la 1re injection), elle se fait jour sous forme d'érythème ou d'arthralgie, parfois même (voir observation personnelle) on note, dès cette époque, des troubles respiratoires que l'examen pulmonaire ne justifie pas. Ces symptômes devront toujours retenir l'attention et être soigneusement enregistrés chez tout malade en traitement.

Brusquement, sans cause apparente, tout le tableau de la méningite reparaît au complet : on fait une ponction : le liquide ne s'est pas modifié ; les mononucléaires sont même un peu plus nombreux qu'au précédent examen. Il n'y a pas de méningocoques.

Si, en dépit des résultats discordants de la clinique et du laboratoire, on pratique une nouvelle
injection, l'anaphylaxie éclate : *A peine le liquide a-t-il
pénétré dans la cavité sous-arachnoïdienne, à peine
l'aiguille a-t-elle été enlevée* que le tronc, la nuque et
les membres se contractent en hyperextension. En
même temps apparaissent trois ordres de symptômes
sur lesquels nous ne saurions trop insister :

Les modifications du pouls ;

Les modifications de la respiration ;

Le coma.

Ces trois ordres de symptômes sont, à notre avis,
caractéristiques de l'état anaphylactique et doivent à
eux seuls, s'ils se produisent dans les conditions voulues, entraîner le diagnostic d'anaphylaxie.

Les *modifications du pouls* sont variables ; d'une
façon constante, le pouls s'accélère ; tantôt il devient
en même temps que rapide petit et irrégulier, parfois
inégal ou intermittent.

Les *modifications de la respiration* consistent dans
une ampleur extraordinaire des mouvements respiratoires. Parfois, l'inspiration seule est prolongée et
pénible, l'expiration se faisant brusquement et avec
bruit, une pause très longue lui succédant. On note
dans certains cas du stertor, ou le rythme de Cheyne-
Stokes (voir observation de Bretonville).

Le *coma* complète le tableau clinique et constitue,

associé aux modifications du pouls et de la température, le syndrome bulbaire de l'anaphylaxie. Ce coma
s'installe tantôt brusquement, tantôt précédé d'une
période de somnolence, d'apathie ou de semi-coma.
Son apparition succède le plus souvent à celle des
troubles du pouls et de la respiration. Il annonce en
général la période terminale.

A côté du syndrome bulbaire nous voyons notés des
troubles sphinctériens (particulièrement nets dans
l'observation de M. Bretonville) et des convulsions.

L'évolution de ces accidents anaphylactiques se fait
soit vers la guérison (voir cas graves dus à l'anaphylaxie), soit vers la mort.

Formes cliniques. — A côté de la forme classique,
schématique que nous venons d'esquisser, on peut
décrire aux accidents anaphylactiques des variantes
cliniques dues, soit à l'atténuation d'un ou de plusieurs symptômes, soit à leur association à d'autres
complications.

C'est ainsi que le coma peut totalement manquer ou
être remplacé par un état d'assoupissement, ou devenir
le symptôme prédominant.

Parmi ces formes associées nous devons mentionner
les deux variantes suivantes :

Anaphylaxie et reprise de méningite cérébro-spinale
(observation de Louis Martin et Darré, observation de
Bretonville);

Anaphylaxie et méningite sérique aseptique.

Quant au phénomène d'Arthus méningé chez l'homme
nous avons vu (observation de Tizon) qu'il s'était carac-

térisé uniquement par l'aggravation progressive de l'agitation et des symptômes de contracture à mesure que se répétaient les injections. Nous n'avons observé ni troubles de la respiration, ni troubles des pouls, ni coma.

DIAGNOSTIC

1° **Accidents sériques d'ordre banal.** — Nous passerons sous silence le diagnostic de ces accidents au cours du traitement sérothérapique de la méningite cérébro-spinale. Il ne présente aucune particularité et a été maintes fois traité à propos du traitement sérothérapique de la diphtérie.

2° **Accidents mécaniques de ponction et d'injection.** — La douleur irradiée au membre inférieur apparaissant au moment où l'on enfonce l'aiguille ou la douleur lombaire survenant à l'instant même où l'on injecte le liquide et cessant dès que l'aiguille est retirée, ne peut laisser de doute sur la cause.

3° et 4° **Accidents irritatifs de réaction méningée aseptique et Accidents toxiques d'anaphylaxie.** — Ici le diagnostic est moins aisé :

Voici comment, d'ordinaire, se pose le problème en clinique :

A la suite des premières injections, l'amélioration est rapidement survenue. On croit le malade guéri, les méningocoques ont disparu, lorsque brusquement la température remonte et tous les symptômes méningés réapparaissent.

Trois hypothèses sont possibles :

a) Ou bien, il s'agit d'une reprise de la méningite infectieuse cérébro-spinale ;

b) Ou bien il s'agit d'une méningite sérique aseptique ;

c) Ou bien il s'agit d'anaphylaxie.

La première chose à faire est une ponction lombaire :

a) S'il s'agit d'une reprise de la méningite cérébro-spinale, on trouvera des méningocoques dont on devra constater la virulence par cultures sur gélose-ascite et l'on constatera la présence de polynucléaires *altérés*.

b) et *c*) S'il s'agit de méningite sérique, ou d'anaphylaxie, l'examen du liquide céphalo-rachidien décélera l'absence de méningocoques.

En présence d'éléments cellulaires *non altérés* (polynucléaires-mononucléaires et lymphocytes), d'ordinaire la mononucléose domine.

L'examen du liquide céphalo-rachidien aura donc permis de restreindre le diagnostie et nous insisterons sur ce fait que la clef de ce premier diagnostic d'élimination se trouve dans le contraste entre les résultats cliniques qui affirment la méningite et les résultats de laboratoire qui nient cette méningite ou tout au moins sa nature infectieuse.

Il reste deux hypothèses en présence: méningite sérique ou anaphylaxie.

Ici la clinique reprend ses droits :

Les éléments de diagnostic seront tirés :

1° Des antécédents (accidents sériques antérieurs) ;

2° Des circonstances dans lesquelles la température

est remontée et les accidents méningés réapparus ;

3° Du moment d'apparition des accidents ;

4° De la variété de ces accidents et de leur évolution ;

5° Des caractères du liquide céphalo-rachidien.

1° **Des antécédents.** — S'il s'agit d'anaphylaxie, on pourra retrouver dans les *antécédents éloignés* du malade la notion d'injections antérieures du sérum de cheval (sérum antitétanique ou antidiphtérique (cas de M. Netter) ayant déterminé *ou non* des accidents bénins.

Dans les *antécédents immédiats*, l'apparition d'érythème ou d'arthralgie à la suite des premières injections intra-rachidiennes de sérum antidiphtérique, sera d'un gros appoint pour soupçonner l'anaphylaxie.

2° **Des circonstances dans lesquelles la température est remontée et les accidents méningés réapparus.** — Un fait a été noté par tous les auteurs, et en particulier par M. Hutinel, c'est la *phase de rémission*. Elle est *constante* (sauf dans l'observation de Salebert) *complète* et de *durée relativement longue* (deux à six jours) dans le cas d'anaphylaxie.

Elle est *rare, incomplète* et *toujours de courte durée* (quarante-huit heures) dans le cas de méningite sérique aseptique.

3° **Du moment d'apparition des accidents.** — Lorsque l'on renouvelle l'injection, les accidents surviennent *presque immédiatement*, à peine l'aiguille enlevée dans le cas d'anaphylaxie.

Beaucoup plus tardivement (trois ou quatre heures en moyenne) dans le cas de méningite sérique.

4° **De la variété de ces accidents.** — C'est là que l'on trouvera *t*es symptômes les plus nets.

L'anaphylaxie se caractérise par :

Des modifications du pouls ;

Des modifications de la respiration ;

Et par un état comateux qui peut aboutir à la mort.

Accessoirement : par des convulsions et des troubles sphinctériens.

La méningite sérique se caractérise uniquement par :

L'ascension de la température ;

La reprise de la céphalée ;

L'exagération de la contracture de la nuque et du Kernig.

Accessoirement par :

De l'agitation et des douleurs lombaires irradiées dans les membres inférieurs.

Enfin, la méningite sérique n'aboutit jamais à la mort, du moins d'après les cas jusqu'ici publiés.

5° **Des caractères du liquide céphalo-rachidien.** — Nous avons souvent vu noté au cours des observations la teinte jaune du liquide céphalo-rachidien, « teinte jaune, disent les auteurs, qui rappelle celle du sérum ». Peut-on tirer de ce signe un enseignement pour le diagnostic ?

Nous ne le croyons pas, car cette teinte ambrée du liquide a été constatée dans des cas indiscutables aussi bien d'anaphylaxie que de méningite sérique. Ce signe possède cependant une certaine valeur non pas pour différencier les accidents les uns des autres, mais pour en annoncer l'imminente apparition.

Lorsqu'une ponction lombaire ramènera chez un méningitique en traitement du liquide teinté en jaune il sera prudent de se méfier des injections ultérieures et d'en analyser les effets.

Un liquide trouble ou opalescent possède plus de valeur pour le diagnostie différentiel. Il indique une réaction irritative des méninges. Il en est de même d'un liquide teinté de sang ou contenant une proportion d'hématies qui va en augmentant avec le nombre des ponctions.

Quant aux formes associées, leur diagnostic peut être extrêmement complexe.

Dans un cas d'anaphylaxie et méningite sérique, il doit être fort difficile de faire le départ entre ce qui revient à la méningite sérique et ce qui doit être attribué à l'anaphylaxie.

Dans le cas d'anaphylaxie et recrudescence de méningite infectieuse, nous avons vu que, grâce au laboratoire, l'embarras était beaucoup plus grand (cas de Bretonville) pour instituer un traitement que pour formuler un diagnostic.

PRONOSTIC

Le pronostic des accidents de la sérothérapie anti-méningococcique n'est grave que lorsqu'il s'agit d'anaphylaxie et nous verrons au chapitre de la pathogénie que ce terme d'anaphylaxie doit s'attacher aussi bien aux accidents sériques d'ordre banal qu'aux accidents qui s'accompagnent du syndrome bulbaire.

Les premiers ne sont pas graves en eux-mêmes ils guérissent en trente-six ou quarante-huit heures, mais ils doivent être pris en considération parce qu'ils sont l'indice de la sensibilisation du malade.

Les autres sont de la plus haute gravité, puisque nous les avons vus se terminer par la mort.

Quant à la méningite sérique aseptique, elle nous paraît beaucoup plus inquiétante par le problème de diagnostic qu'elle pose que par sa gravité propre.

PATHOGÉNIE

Nous avons, à la suite de chaque observation, indiqué l'interprétation pathogénique que l'on devait, à notre avis, donner aux faits cliniques. Il est intéressant de jeter un coup d'œil d'ensemble sur la pathogénie des accidents de la sérothérapie antiméningococcique et de voir quelles ont été les différentes opinions énoncées à leur sujet.

On admet aujourd'hui que les accidents sériques bénins (érythèmes et arthralgies) ne sont en réalité que des phénomènes anaphylactiques; si bien que si l'on se reporte aux observations, on verra que pour nous les accidents s'expliquent en dernière analyse par *deux processus différents*.

1° L'*anaphylaxie* qui peut se manifester sous trois formes :

a) Accidents sériques d'ordre banal;

b) Phénomène d'Arthus méningé;

c) Accidents mortels avec syndrome bulbaire.

Ceci nous explique pourquoi nous avons noté si souvent les accidents sériques bénins chez les sujets qui ont ensuite présenté des accidents mortels. Les uns et

les autres sont dominés et reliés par une cause unique :
l'anaphylaxie.

2° *La méningite sérique aseptique*.

M. Hutinel fait tout rentrer ou presque dans le cadre
de l'anaphylaxie. Pour lui, la méningite sérique aseptique est tout au plus capable de déterminer une légère
élévation thermique, de la céphalée et une ébauche de
Kernig. Les faits cliniques relatés dans l'observation
de MM. Sicard et Salin et dans celle de MM. Menetrier et Mallet doivent, pour M. Hutinel, être rattachés
à l'anaphylaxie et s'expliquer par un véritable phénomène d'Arthus méningé.

M. Hutinel donne comme argument que les accidents
augmentent progressivement à mesure que se répètent
les injections et que légers ou nuls à la suite des premières injections, ils sont nettement accentués après
les injections faites à la fin de la période d'état ou
pendant la convalescence.

MM. Sicard et Salin répondent que si la méningite
aseptique semble ne donner de symptômes qu'à la fin
de la période d'état ou pendant la convalescence, c'est
qu'antérieurement ses réactions propres sont noyées
parmi celle de la méningite infectieuse à méningocoques. Il est également facile de comprendre pourquoi
chaque nouvelle injection est suivie d'une nouvelle
poussée, le processus irritatif ne faisant que s'ac-
croître.

Pour M. Netter, tous les accidents non mortels doivent s'expliquer par les poussées inflammatoires
banales (méningite sérique aseptique). Quant aux acci-

dents mortels s'accompagnant de troubles respiratoires, ils seraient tous dus « à des principes toxiques
contenus normalement dans le sérum de cheval » et
M. Netter donne comme preuve de sa théorie la pos-
sibilité de voir apparaître de semblables symptômes à
la suite d'injections sous-cutanées de sérum antidiphtérique ou antistreptococcique.

S'appuyant sur les expériences d'Auer et Lewis, de
Bield et Kraus, il admet que ces troubles sont dus à
l'action directe du sérum sur le système musculaire
lisse (les troubles respiratoires s'expliqueraient par la
contracture des muscles de Reissenen), mais qu'il ne
s'agirait nullement d'anaphylaxie.

Nous ne voyons pas quelles sont les raisons qui
font éliminer cette dernière pathogénie. Si nous nous
reportons à la description clinique des symptômes
a naphylactiques décrits par Richet, nous voyons figurer
en tête les troubles respiratoires : « c'est là un phénomène *constant*, dit Richet, la respiration devient profonde, presque asphyxique, il y a des contractions
maximales du diaphragme, etc... ».

Schultz, étudiant la réaction des muscles lisses du
cobaye sensibilisé au sérum de cheval, attribue à
l'anaphylaxie les phénomènes pulmonaires constatés.

M. Hutinel qui est d'accord avec M. Netter pour
refuser aux cas mortels publiés par ce dernier auteur
l'étiquette d'anaphylaxie, dit ne pas comprendre pourquoi les accidents dyspnéiques sont si fréquents à la
suite des injections intra-rachidiennes et si exception-
nels à la suite des injections sous-cutanées. Nous pen-

sons que la raison de cette particularité se trouve précisément dans ce fait qu'il s'agit bien d'anaphylaxie et que celle-ci est beaucoup plus facile et rapide à réaliser par voie rachidienne que par voie sous-cutanée. C'est une notion sur laquelle nous avons insisté au cours de la discussion qui a suivi certaines observations et que viennent confirmer les expériences de Richet, Abelous et Bardier, Achard et Flandin, Besredka et Mlle Lissofsky.

MM. Briot et Dopter ont émis l'opinion que les accidents de la sérothérapie antiméningococcique pourraient être dus à l'action bactéricide du sérum. Le sérum antiméningococcique agit, en effet, surtout comme bactériolytique et c'est la raison qui nécessite sa mise en contact *direct* avec le foyer microbien (d'où l'injection intra-rachidienne). Les corps microbiens détruits mettraient en liberté une endotoxine qui conditionnerait les accidents. On sait, par analogie, que les accidents consécutifs aux injections de « 606 » ont été attribués à une destruction massive de tréponèmes.

Cette théorie est fort séduisante ; elle s'appuie sur des arguments tirés de l'étude du pouvoir pathogène du méningocoque et sur l'expérimentation directe.

On sait que le faible pouvoir pathogène du méningocoque avait frappé les premiers auteurs et que cette faible virulence avait été donnée comme un caractère pathognomonique. La mort des animaux de choix pour l'étude du méningocoque (souris et jeune cobaye) avait été *déjà* attribuée beaucoup moins à une véritable infection qu'à « l'influence nocive des poisons mis en liberté par la destruction des corps microbiens ».

D'autre part, Briot et Dopter, en injectant dans la veine jugulaire de cobayes neufs un *mélange* de méningocoques et de sérum antiméningococcique *non chauffé*, ont provoqué la mort des animaux avec convulsions, apnée et collapsus. Les accidents ne se produisent pas si le sérum a été préalablement chauffé à 56° pendant quarante minutes. Tout se passe donc comme si le sérum, agissant par sa lysine sur les méningocoques, en dégageait une toxine déterminant les phénomènes constatés.

En dépit de ces arguments, nous ne croyons pas que l'on puisse invoquer *chez l'homme* une semblable pathogénie et cela pour trois raisons :

1° Briot et Dopter ont employé pour leurs expériences une quantité de microbes qui ne se rencontre jamais dans le liquide céphalo-rachidien d'un méningitique. Ce qui modifie considérablement les données de l'expérience ;

2° Si l'on injecte non plus simultanément (à l'état de mélange) mais successivement, d'abord les microbes et une demi-heure à soixante minutes après le sérum *non chauffé*, les microbes sont déjà phagocytés au moment où le sérum peut-agir et les accidents ne se produisent pas. Or, lorsqu'on examine une préparation de liquide céphalo-rachidien de méningitique, on voit que tous les diplocoques ou presque sont phagocytés, intra-cellulaires.

Quand la deuxième injection (celle de sérum) est pratiquée seulement cinq à dix minutes après la pre-mière (microbes), les animaux présentent encore un certain degré de stupeur (tous les microbes n'ont pas eu le temps d'être phagocytés).

3° M. Netter a observé une fois ces accidents chez une fillette de onze mois après une injection de sérum anti-méningococcique au cours d'une méningite suppurée qui fut reconnue de nature exclusivement pneumococcique. Il n'avait pu se produire une action lytique à l'égard du pneumocoque sur lequel le sérum antiméningococcique n'agit pas.

TRAITEMENT

Le traitement des accidents de la sérothérapie anti-méningococcique comporte la thérapeutique :

1° Des accidents bénins ;

2° De la méningite sérique ;

3° De l'anaphylaxie.

La thérapeutique des éruptions sériques ne comporte pas d'indication spéciale dans le cas de méningite cérébro-spinale. Le chlorure de calcium devra être administré préventivement suivant la méthode préconisée par Wright et vulgarisée en France par Netter. On pourra le donner à la dose variant, suivant l'âge, de 1 gramme à 2 gr. 5o et 3 grammes, de préférence dans une potion de Todd, la veille, le jour de l'injection et les deux jours suivants.

M. Arloing préfère au chlorure de calcium, le lactate ou le citrate de calcium à la dose de 1 gramme par jour dans les mêmes conditions. (Ces sels de calcium sont mieux tolérés en cas de diminution de la perméabilité rénale comme l'a vu le professeur Tessier de Lyon.) Notons que M. Netter a signalé (*Société de Biologie*, 1909, n° 26) la moindre efficacité du chlo-

rure de calcium sur les accidents sériques consécutifs
aux injections sous-arachnoïdiennes.

En présence d'accidents nettement imputables à la
méningite sérique, le traitement tout indiqué sera natu-
rellement de suspendre les injections sériques, à
moins que l'état des méninges constaté par examen
direct sur lame et par la culture ne s'y oppose. Dans
ce cas, il ne faudrait pas, à notre avis, hésiter à continuer le traitement sérothérapique, car nous ne croyons
pas que la méningite sérique soit capable à elle seule
de mettre la vie du malade en danger.

Le traitement de l'anaphylaxie sérique possède un
tout autre intérêt.

Deux éventualités peuvent se produire:

A. Ou bien l'on se trouve en présence d'accidents
anaphylactiques *déclarés* : c'est alors un traitement
qui aura pour but d'être curatif, que l'on mettra en
œuvre;

B. Ou bien l'on *redoute* l'apparition d'accidents anaphylactiques, c'est alors à un traitement prophylactique
qu'il faudra avoir recours.

A. A la suite d'une injection rachidienne de sérum
antiméningococcique, le malade est pris brusquement
de troubles respiratoires, le pouls s'accélère, le collapsus et bientôt le coma s'installent. Que faut-il faire?

La respiration artificielle à l'exemple de M. Netter
qui a pu ainsi ramener à la vie des enfants dont l'état
paraissait désespéré.

Des injections intra-musculaires d'éther comme l'a
-pratiqué M. Salebert (4 à 6 centimètres cubes).

La flagellation, les frictions alcoolisées, les tractions rythmées de la langue seront également tentées.

La ponction lombaire, en évacuant une partie du sérum injecté et en décomprimant les centres nerveux pourra avoir un effet utile.

Au Congrès flamand des sciences naturelles et médicales, M. de Stella (de Gand) a préconisé l'injection intra-veineuse d'adrénaline à la dose de X gouttes de la solution au 1/1000e dans 5oo grammes de la solution physiologique.

Les bains, dans notre observation personnelle, nous ont paru aggraver les symptômes.

En somme, ce n'est évidemment pas à l'institution d'un traitement curatif que doivent tendre les efforts.

L'étude du traitement prophylactique domine toute la question.

B. Nous avons dit plus haut que ce traitement prophylactique était indiqué lorsque l'on redoutait l'apparition d'accidents sériques. En réalité, cette crainte doit être *de règle* lorsqu'on pratique des injections intra-rachidiennes.

Il est cependant certaines catégories de malades chez lesquels on devra redoubler de vigilance :

Ce sont :

1° Les sujets antérieurement injectés avec un sérum thérapeutique quelconque (sérum antidiphtérique, antitétanique, etc.), tous les sérums sont frères au point de vue anaphylactique ;

2° Les malades chez lesquels on a déjà constaté au cours du traitement antiméningococcique des symptômes de sensibilisation (apparition d'érythème ou d'arthralgies) ;

3° Les malades chez lesquels le diagnostic de la cause qui a présidé à la reprise des symptômes méningés n'aura pu être nettement posé, à plus forte raison dans les formes associées (anaphylaxie et recrudescence de méningite) ;

4° Les tuberculeux, les asthmatiques, les urticariens.

Cette question du traitement prophylactique des accidents sériques a donné lieu, ces dernières années, à un nombre considérable de travaux. Malheureusement la plupart des méthodes, tirées de l'expérimentation, sont à peine sorties du laboratoire et nous ne pouvons guère citer d'applications à la clinique.

Cependant, il nous paraît intéressant de résumer ce qui a été fait jusqu'à ce jour, en indiquant les procédés qui, à notre avis, doivent dès maintenant être appliqués à l'homme.

Les tentatives faites dans le but d'arrêter l'apparition de l'anaphylaxie s'adressent :

A. Les unes à la substance injectée ;

B. Les autres à l'organisme injecté.

A. Dans le but de modifier la toxicité du sérum, Rosenau et Anderson, puis Besredka ont essayé de nombreux moyens.

Toute la série des modificateurs chimiques a été employée : le sulfate d'ammoniaque, le sulfate de magnésie, l'eau oxygénée, le formol, l'alcool, le chloroforme, la liqueur de Gram, le noir animal, la pepsine, la pancréatine. Aucun n'a donné de résultats satisfaisants.

Carnot et Slavu ont cependant constaté que l'adjonction d'acide chlorhydrique dans la proportion de 3,3 pour 1.000 de sérum empêche la production des accidents anaphylactiques sans modifier en rien le pouvoir antitoxique.

On sait que les sérums allemands qui sont récoltés d'une façon défectueuse et ne sont pas chauffés, contiennent tous de l'acide phénique. Cela n'empêche nullement l'éclosion des accidents anaphylactiques, ils ne sont même jamais aussi fréquents qu'avec les sérums allemands. La maladie du sérum (la sérum-krankeit) est de description allemande et il suffit de parcourir la thèse de Solo Leibovici pour se rendre compte de sa fréquence.

Parmi les moyens physiques, nous citerons les Rayons X, les alternatives de congélation et de recongélation qui n'ont rien donné.

Seul le chauffage atténue d'une façon indiscutable la toxicité sérique. Besredka, qui a repris la question est arrivé aux conclusions suivantes :

Porté à 100° pendant vingt minutes et dilué dans trois fois son volume d'eau distillée (pour éviter la coagulation), le sérum perd presque totalement toute toxicité.

Malheureusement, il a perdu du même coup ses vertus curatives.

A 95°, on n'observe que des accidents légers.

A 75°, les accidents anaphylactiques reparaissent et déjà le pouvoir curateur a disparu.

Seuls les sérums chauffés à 56° conservent leur valeur antitoxique en même temps que le pouvoir anaphylactigène devient trois fois moindre. Or, nous savons que les sérums français sont chauffés à 56° pendant quelques jours. C'est ce qui explique leur supériorité sur les sérums allemands. Il semble donc que l'on ne puisse faire mieux que ce qui existe dans cette voie. Peut-être cependant pourrait-on tenter chez le malade qui, lui, est sensibilisé par le *sérum de cheval*, l'action d'un sérum de même pouvoir thérapeutique, mais préparé avec le sang d'un *autre animal*?

B. Plus encourageantes sont les méthodes qui s'adressent non plus à la substance injectée, mais à l'organisme injecté. C'est toute la question de l'*antianaphylaxie*.

Les premières constatations ont été faites par Rosenau et Anderson et l'étude méthodique en revient à Besredka qui a créé le mot d'antianaphylaxie.

Nous avons vu antérieurement (observation de Tizon) (expériences d'Arthus, 1903), que les petites doses de sérum injectées à intervalles de quelques jours, loin de s'opposer à l'établissement de l'état anaphylactique, le favorisaient au contraire d'une façon évidente. Il ne faudra donc pas craindre d'injecter d'emblée des *doses massives* et de les répéter *systématiquement* pendant quatre ou cinq jours de suite pour ne pas laisser le temps « au charme anaphylactique » de mettre son emprise sur le malade et cela quelle que puisse être l'évolution de la courbe thermique et des symptômes *locaux* et *généraux*.

La dose moyenne de 20 à 5o centimètres cubes par vingt-quatre heures pourra être élevée à 8o ou 100 centimètres cubes, en deux injections à douze heures d'intervalle dans les cas graves d'emblée (paralysies et coma). Tout traitement de méningite cérébro-spinale devra débuter de cette façon.

Au quatrième ou cinquième jour, c'est uniquement le résultat de l'examen bactériologique, examen direct et cultures qui devra servir de base pour cesser ou pour continuer les injections.

Supposons qu'après un intervalle de quelques jours, il y ait nécessité de reprendre les injections sériques.

Quelle conduite devra-t-on suivre ? C'est ici qu'interviennent les différents procédés d'antianaphylaxie proposés par Besredka.

Une première méthode consiste dans l'injection préalable de sérum dans l'ampoule rectale.

Deux heures avant de pratiquer la nouvelle injection intra-rachidienne, on introduira dans le rectum, à l'aide d'une sonde en caoutchouc rouge n° 15, 20 centimètres cubes de sérum antiméningococcique, après avoir eu soin de nettoyer l'intestin. Cette dose de 20 centimètres cubes n'a pour but que l'immunisation anaphylactique ; on n'en tiendra donc aucun compte pour apprécier la dose à injecter par voie rachidienne.

Un second procédé consiste dans les injections subintrantes de petites doses de sérum, avant de procéder à la nouvelle injection sous-arachnoïdienne.

Ce procédé a été étudié par Besredka dans ses neuvième et dixième mémoires sur l'antianaphylaxie.

Toutes les expériences ont porté sur des cobayes.

L'auteur a tenté toutes les voies d'introduction (sous-cutanée, rachidienne, intra-péritonéale, veineuse) et a vérifié l'efficacité de ces petites doses à l'égard de ce qu'il appelle l'épreuve rachidienne, c'est-à-dire de la réinjection *rachidienne*.

Chez l'homme, la voie péritonéale n'est pas applicable.

La voie veineuse, la plus rapidement immunisante, est dangereuse. Castaigne et Camus sont d'accord pour la rejeter.

L'injection rachidienne qui immunise le cobaye au bout de une heure, au plus tard deux heures, n'est pas à recommander (une nouvelle ponction sera nécessaire deux heures après pour la réinjection).

La voie sous-cutanée reste donc la seule pratique chez l'homme. Chez le cobaye, elle ne fait apparaître l'immunité contre l'épreuve rachidienne qu'à la *cinquième* heure, si l'injection est unique. « Si au lieu d'une injection on en fait deux ou trois, ou quatre, en moins de dix minutes, on arrive à vacciner contre vingt doses mortelles et il est fort probable que l'on pourra vacciner de la même manière contre autant de doses mortelles que l'on voudra » (Besredka).

Chez l'homme, Besredka conseille de faire trois injections sous-cutanées de un demi-centimètre cube d'heure en heure. La quatrième injection sera l'injection thérapeutique, elle sera donc sous-arachnoïdienne « et comprendra la dose totale et forte que l'on croit indiquée ».

La durée de l'immunité étant fonction de la dose de

vaccin injecté ainsi que de la dose de sérum à laquelle le sujet doit faire face, il est impossible de dire la durée d'une immunisation donnée, car cela supposerait la connaissance du pouvoir toxique du sérum employé, à l'égard de l'individu en expérience. Aussi nous semble-t-il prudent de pratiquer une nouvelle immunisation anaphylactique si de nouvelles injections sériques sont utiles. Le mieux nous paraît être de faire alterner la méthode des petites doses subintrantes avec la méthode de l'injection rectale.

Remarquons que ces deux méthodes, dont la valeur expérimentale ne laisse aucun doute, pourront, le cas échéant, éclairer le diagnostic hésitant entre méningite sérique et anaphylaxie. Le malade présente-t-il les mêmes accidents après vaccination, on en conclura que l'anaphylaxie n'est pas en jeu.

Un troisième procédé, basé sur la théorie nerveuse de l'anaphylaxie, s'adresse aux narcotiques.

Sur le conseil de M. Roux, Besredka a tenté leur action.

Si on pratique la réinjection sur un cobaye sensibilisé et endormi à l'éther, non seulement les accidents anaphylactiques ne se produisent pas, mais l'animal se réveille vacciné comme le prouvent les injections ultérieures.

Le chloréthyle donna les mêmes résultats.

L'alcool injecté sous la peau ou introduit dans l'estomac ou le rectum en quantité suffisante pour provoquer un état d'ébriété permet au cobaye de supporter une dose certainement mortelle de sérum.

Le sommeil par l'opium ou la morphine ne supprime pas les accidents anaphylactiques; suivant l'expression de Besredka : « l'animal fait son anaphylaxie sur place, tout en dormant ».

Enfin, le chlorure de calcium devra être administré aux méningitiques en traitement et de préférence dans une potion de Todd, nous venons d'en voir la raison.

Signalons, en terminant, que Castaigne a utilisé les préparations thyroïdiennes à la dose usuelle, en même temps que le chlorure de calcium et que les accidents lui ont paru s'atténuer encore.

CONCLUSIONS

1° Le traitement sérothérapique de la méningite cérébro-spinale est susceptible de donner naissance à quatre variétés d'accidents :

a) Accidents sériques, d'ordre banal ;

b) Accidents mécaniques, de ponction et d'injection ;

c) Accidents irritatifs, de réaction méningée aseptique ;

d) Accidents toxiques, d'anaphylaxie.

2° Les accidents dus à la méningite sérique aseptique et à l'état anaphylactique font leur apparition avec un cortège de symptômes qui peuvent simuler une reprise de la méningite infectieuse, à méningocoques.

3° Le diagnostic différentiel entre la méningite infectieuse en recrudescence et les accidents méningés consécutifs au traitement, ne pourra s'établir que par *l'examen direct et la culture* du liquide céphalo-rachidien.

4° Le diagnostic différentiel entre la méningite sérique et l'anaphylaxie sérique se fera par l'étude :

a) Des antécédents du malade ;

b) Des circonstances dans lesquelles la température est remontée et les accidents méningés réapparus ;

c) Du moment d'apparition des accidents ;

d) De la variété de ces accidents et de leur évolution ;

e) Des caractères du liquide céphalo-rachidien ;

f) Peut-être par l'immunisation antianaphylactique du sujet et la réinjection consécutive.

5° Les méthodes prophylactiques des accidents sériques, restées jusqu'ici à la phase expérimentale, doivent dès maintenant (au moins pour certaines d'entre elles) être appliquées à l'homme.

Elles permettront de ne jamais être nuisible dans le cas de diagnostic erroné et parfois de sauver les malades dans les cas où les accidents anaphylactiques s'associent à une recrudescence de la méningite infectieuse, en laissant libre champ à la seule thérapeutique rationnelle de la méningite cérébro-spinale : *la sérothérapie*.

BIBLIOGRAPHIE

Achard et Flandin. Toxicité des centres nerveux pendant le choc anaphylactique. *Société de Biologie*, séance du 16 juillet 1910.

Arthus. La Séro-Anaphylaxie du lapin. *Comptes rendus de l'Académie des Sciences*, t. CXLVIII, fasc. 15, p. 1002.

— Sur la Séro-Anaphylaxie. *Presse médicale*, 1909, n° 35.

— La Séro-Anaphylaxie du chien. *Académie des Sciences*, t. CXLVIII, 1909, fasc. 15, p. 999.

Ausset. Observation d'accidents anaphylactiques chez un enfant atteint de méningite cérébro-spinale. *Premier Congrès de Pédiatrie*, Paris 29-30 juillet 1910.

Besredka. De l'anaphylaxie sérique expérimentale. *Bulletins de l'Institut Pasteur*, 1908, n°s 19 et 20.

— Anaphylaxie rachidienne et les moyens de s'en préserver; 10 mémoires : *Annales de l'Institut Pasteur*, 1907, pp. 117, 384, 777, 950. — *Ibid.*, 1908, p. 496. — *Ibid.*, 1909, pp. 166 et 801. — *Bulletins de l'Institut Pasteur*, 1909, p. 721. — *Annales de l'Institut Pasteur*, 1910, pp. 879 à 887 (en collaboration avec Mlle Lissofsky) pp. 935 à 944.

— Sur l'action de la chaleur sur la toxicité sérique. *Comptes rendus de la Société de Biologie*, 8 juin 1907, 25 juin 1910.

Besredka et Edna Steinhardt. Sur l'anaphylaxie sérique expérimentale. *Comptes rendus de la Société de Biologie*, 1907, p. 384

Besredka. Sur la méthode de l'injection rectale de sérum pour créer l'immunisation anaphylactique. *Comptes rendus de la Société de Biologie*, 1907, p. 150 et *passim*. — Sur l'action des narcotiques comme méthode antianaphylactigène. *Bulletins de l'Institut Pasteur*, 1908, n°s 19 et 20 ; *Société de Biologie*, janvier 1909, et Congrès de Buda-Pesth ; Rapport dans les *Bulletins de l'Institut Pas-*

leur, 1909. — Sur le procédé des petites doses subintrantes pour créer l'anaphylaxie. *Comptes rendus de la Société de Biologie*, t. LXVI, p. 125, et t. LXVII, p. 126 ; *Comptes rendus de l'Académie des Sciences*, t. CL, p. 1456.

Bield et Kraus. Experimentelle Studien über Anaphylaxie. *Wien. klin. Wochensch.*, 1909, n° 11, p. 363.

— Experimentelle Analyse der Anaphylaxie. *Vortrag. Tagung d. freien Verein f. Mikrobiol.*, 1909.

— Ueber passive Anaphylaxie (Serumanaphylaxie). *Zeitschr. f. Immunitalsf.*, Bd. L, p. 115.

— Zur experimentellen Analyse der]Anaphylaxie. *Zeitschr. f. Immunitalsf.*, Ref. Bd. I, Heft 8, p. 523.

— Experimentelle Studien über Anaphylaxie 3 Mitt. Die serumanaphylaxie beine Meerschweinhem. *Wiener klin. Wochensch.*, 1910, n° 11, p. 385.

Bouteil (Mlle Thérèse-Antoinette). *Etude sur l'anaphylaxie. Des voies d'introduction des substances anaphylactisantes*. Thèse de Paris, G. Steinheil, 1910.

Bousquet. Le méningisme et ses rapports avec la ponction lombaire. *Gazette des Hôpitaux*, 1910, n° 71.

Bretonville. Méningite cérébro-spinale. Injections de sérum, accidents anaphylactiques. Mort. *Société de médecine militaire française*, 1910, n° 14, p. 382.

Briot et Dopter. Sur l'action bactériolytique du sérum antiméningococcique sur le méningocoque. *Comptes rendus de la Société de Biologie*, 1910, 2 juillet ; 16 juillet.

Castaigne et Camus. Les Accidents sériques et leur traitement. *Journal médical français*, 1910, n° 9.

Courtois-Suffit et Dubosc. Sur un cas de mort par accidents sériques chez un malade atteint de méningite cérébro-spinale et traité par le sérum de Flexner. *Société médicale des Hôpitaux de Paris*, 1910.

Congrès de Médecine. Octobre 1910. La méningite sérique et les accidents anaphylactiques après sérothérapie rachidienne.

Currie. Abnormal reactions to horse serum, in the serum treatment of cerebro-spinal fever. *Journal of Med. Res*, vol. VIII, 1908, n° 4.

Debove. Insuccès de la sérothérapie dans la méningite cérébro-spinale. *Correspondant médical*, juillet 1910, n° 374.

Dœrr. Die Anaphylaxie. *Handb. der Technik und Methodik der Immunitatsforschung.* — Ueber Anaphylaxie. *Wien klin. Wochenschr.*, 1908.

Dopter. La Sérothérapie antiméningococcique. *Annales de l'Institut Pasteur*, 1910, n° 2.

Dunn. The Method of administering antimeningitis serum. *Boston medical and surgical Journal*, 3 décembre 1908, t. CLIX.

Finley et White. *The Montreal medical Journal*, septembre 1908.

Flexner et Jobling. *Journal of exper. Medicine*, 1907, t. IX; 1908 (juillet).

Fonteyne. Contribution à l'étude de l'anaphylaxie. Moyens de la combattre. *Centralbl. f. Bakter. (Orig.)* Bd. LIII, Heft 4, p. 398.

Friedberger. Kritik der Theorien über Anaphylaxie. *Zeitschr f. Immunitatsf.* Bd. II, p. 208.

Hohn. Die Ergebnisse der bakteriologischer, cytologischer und chemischer Untersuchung der Lumbalexsudate von 37 Genickstane Kranken unter den Einfluss der Kolle Wassermannuschen Meningo kokkenserum. *Klinische Jahrbücher*, XX.

Hutinel. Sérothérapie et Anaphylaxie dans la méningite cérébro-spinale. *Presse médicale*, 2 juillet 1910.

Hutinel et Darré. Les accidents d'anaphylaxie sérique dans la méningite cérébro-spinale. *Journal médical français*, 1910, n° 9.

Lemoine et Gachlinger. Un cas de méningite cérébro-spinale à méningocoques traité par les injections intrarachidiennes de sérum antidiphtérique. *Société médicale des Hôpitaux*, 2 juillet 1909

Martin et Darré. *In* thèse FERNAND THÉROUDE, Paris 1910. (Un cas de mort par accidents anaphylactiques.) *Journal médical français*, 1910, n° 9.

Menetrier et Mallet. Méningite cérébro-spinale à méningocoques. Traitement sérothérapique prolongé. Accidents d'intoxication sérique par intolérance ou anaphylaxie. Guérison. *Société médicale des Hôpitaux*, 28 mai 1909.

Ménard. *Contribution à l'étude de la méningite cérébro-spinale.* Thèse de Paris, 1909.

Netter. Des accidents consécutifs à l'emploi du sérum antiméningococcique. Les élévations de température ne sauraient à elles seules suffire pour faire poursuivre les injections. *Société médicale des Hôpitaux*, 28 mai 1909, 3 juin 1910.

Netter et Debré. Développement de la méningite cérébro-spinale à Paris et dans la banlieue. Cas nouveaux traités par le sérum antiméningococcique (sur la nécessité de se baser uniquement sur l'examen du liquide pour interrompre ou reprendre les injections). *Société médicale des Hôpitaux*, 26 février 1909.

— Les éruptions sériques après injections intra-rachidiennes de sérum antiméningococcique. *Société de Biologie*, 1909, n° 21, p. 976.

— Eruptions sériques après injections rachidiennes. Constatation du sérum de cheval dans le sang après les injections dans le canal rachidien *Société de Biologie*, 1909, t. LXVII, fasc. 25, p. 100.

Netter et Gendron. Modifications dans la composition du liquide céphalo-rachidien à la suite des injections rachidiennes de sérum. *Société médicale des Hôpitaux*, 19 novembre 1910.

Netter. Efficacité du chlorure de calcium comme moyen préventif des éruptions après injections sous-cutanées de sérum. Effets moins satisfaisants dans les injections intra-arachnoïdiennes. *Société de Biologie*, 1909, t. LXVII, n° 26.

Otto. Anaphylaxie und Serumkrankheit. *Handb. der Pathogenesie Mikrorganismen*, II, 1909, 231, 253.

Pautrier et Simon. Modifications du liquide céphalo-rachidien (réaction polynucléaire) à la suite d'une injection sous-arachnoïdienne de cocaïne. *Société médicale*, 1907.

Rosenau et Anderson. Further studies upon Anaphylaxis. (*Journal of medical research*. vol. XIX, 1908, pp. 37-66). *Journal of infectious diseases Hygienic Laboratory*, 1906, n° 29, pp. 59-62.

Salebert. Sur un cas de méningite cérébro-spinale épidémique. Accidents sériques. Anaphylaxie. Guérison. *Société médicale des Hôpitaux*, 9 juillet 1909 (Présenté par M. Netter).

Sicard et Salin. Réactions méningées consécutives aux injections arachnoïdiennes lombaires de sérum de cheval et de sérum artificiel. *Société de Biologie*, 19 mars 1910, et *Journal de médecine de Paris*, 2 avril 1910.

— Histologie des réactions méningées aseptiques provoquées chez l'homme. *Société de Biologie*, 25 juin 1910. *Revue neurologique*, 1910, n° 13, p. 42.

— Réactions méningées après sérothérapie rachidienne dans un cas de méningite cérébro-spinale. *Société médicale des Hôpitaux*. 28 juillet 1910, n° 22.

Sicard et Salin. La méningite sérique et les accidents anaphylactiques après sérothérapie rachidienne. *Congrès de Médecine*, octobre 1910.

Sicard. Méningite sérique et anaphylaxie après sérothérapie rachidienne. *Presse médicale*, 1910, n° 95, p. 891.

Schultz. Physiological studies in Anaphylaxis. The reaction of smooth muscle of the guinea-pig sensitized with horse serum. *The Journal of pharm. and experiment. therapeutics*, 1910, vol. 1er, n° 5, p. 549.

Teissier. Vingt-trois cas de méningite cérébro-spinale traités par le sérum antiméningococcique. *Société médicale des Hôpitaux* séance du 21 mai 1909, p. 943.

Tizon (René). Thèse de Paris, 1910.

Vigot. A propos de deux cas de méningite cérébro-spinale épidémique, arthrites à méningocoques, accidents mortels d'anaphylaxie sérique. *Gazette des Hôpitaux*, 1910, n° 145.

Voisin (Roger). *Gazette des Hôpitaux*, 1909, n° 92.

Wavelet. Une observation de méningite sérique aseptique. *Année médicale de Caen*, 1910, n° 8, p. 397.

Widal et Philibert. Épanchement puriforme aseptique des méninges avec polynucléaire intacts. Bénignité du pronostic. *Bulletin de l'Académie de Médecine*, 30 avril 1907, p. 554.

Widal et Brissaud. Épanchement puriforme aseptique des méninges avec polynucléaires histologiquement intacts. Bénignité du pronostic immédiat. Guérison malgré l'intensité et la longue durée des troubles méningés. *Société médicale des Hôpitaux*, 26 février 1909, p. 363.

Widal. Les épanchements puriformes aseptiques des méninges avec polynucléaires histologiquement intacts. Bénignité du pronostic immédiat. *Revue mensuelle de médecine interne et de thérapeutique*, avril 1909, n° 1.

TABLE DES MATIÈRES

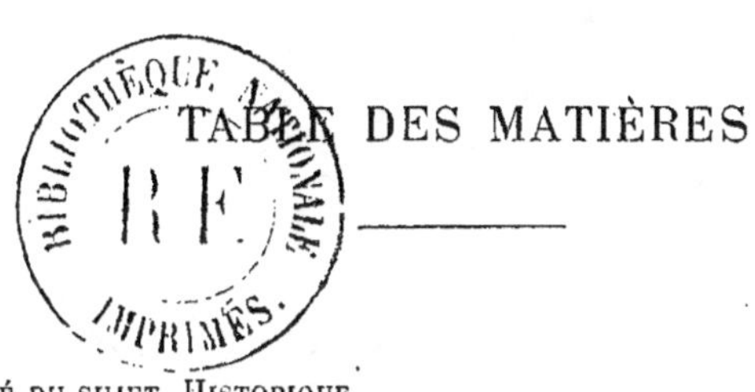

2926. — Tours, Imprimerie E. Arrault et Cⁱᵉ.

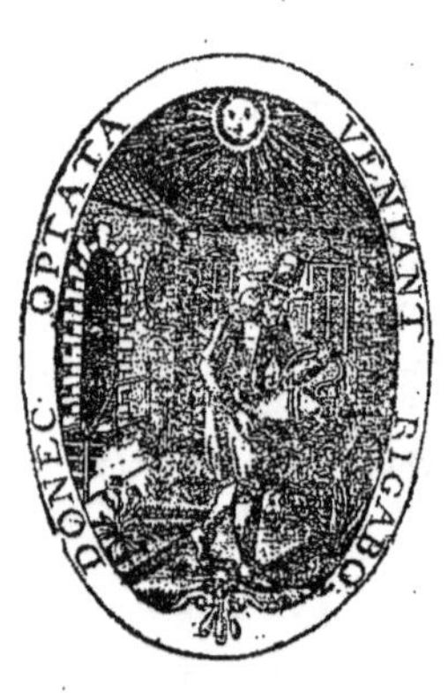

Tours, imprimerie E. ARRAULT et Cⁱᵉ.

www.ingramcontent.com/pod-product-compliance
Lightning Source LLC
Chambersburg PA
CBHW071204130726
47998CB00002B/601